朝日新書
Asahi Shinsho 751

スマホ依存から脳を守る

中山秀紀

朝日新聞出版

はじめに

あなたの子どもが、学校にも行かずにオンラインゲームばかりしていたら。

あなたの大事な人が、実体のないゲームのアイテムに数百万円も費やしていたら。

そして自分自身がある日、スマートフォンがないとどうにも我慢ができない状態に陥ってしまったら――。

これから始めるのは、こうした病の話です。大人でも子どもでも罹《かか》り得る病気です。

治療の第一歩は病の正体を知ること。そこから回復が始まります。

〈ゲーム依存は疾患　WHO決定〉

2019（令和元）年5月27日、新聞の朝刊に世界保健機関（WHO）の報告が載りました。25日の総会で、電子ゲーム依存症が国際的に「ゲーム障害」という疾患として認められたという記事です。一言でいうと、ゲーム依存症が、ギャンブル依存症などと同じ精神疾患に分類されたのです。

「ゲーム依存症は疾患である」

この事実を認める以前に、社会はゲームそしてそのプラットフォームとなるスマホ（スマートフォン）を受け入れすぎた――。こういえば、言いすぎだといわれるでしょうか。

しかし、オンラインゲームを携帯可能にしたスマホなどの日常化が、若年層を中心に新しい疾患をもたらしたこと、この事実は否定しようがありません。

たとえば、あなたに未成年の息子さんや娘さんがいるとします。そんなお子さんたちから、

ゲーム依存は疾患 WHO決定

予防・治療 開発進展へ

スマートフォンなどのゲームにのめり込んで日常生活に支障をきたすゲーム依存症が、国際的に「ゲーム障害」という疾患として認められた。25日、世界保健機関（WHO）総会の委員会で決まった。予防対策や治療法の開発などが進むとみられる。

WHOの国際疾病分類の約30年ぶりの改訂版「ICD―11」で、ギャンブル依存症などと同じ精神疾患に分類され、治療が必要な疾患と位置づけられた。改訂版は2022年に発効する。改訂版では、ゲームをする時間や頻度などを自分で制御できない▽日常の関心事や日々の活動よりゲームを優先▽日常生活に支障をきたしてもゲームを続ける――、こうした状態が12カ月（重症ならより短期間）続くとゲーム障害と診断するとした。

厚生労働省の17年度の調査では、中高生約93万人がゲームなどのネット依存のおそれがあると推計された。厚労省はゲーム障害の詳細な実態調査を進めており、秋にも結果がまとまる見通しで、その後に必要な対策を講じていく。

国立病院機構久里浜医療センターの樋口進院長は「予防教育や相談窓口の設置、診断・治療法の開発、治療できる医療者の育成などやるべきことがたくさんある。正式に疾患になると予算がつき、対策が始まると期待できる」と話す。

一方、改訂版では、心と体の性が一致しない性同一性障害（GID）は精神疾患の分類から外れた。ジェンダーの多様性は病気ではなく個人の状態だという考え方を反映し、「性別不合」という名称になり、性の健康に関する分野に組み込まれた。

（大岩ゆり）

ゲーム依存症が、国際的に疾患として認められた。
（朝日新聞2019年５月27日　朝刊）

「○○君の家では、ゲームを一日三時間までやっていいんだって。それなのに、どうしてうちは、一時間までなの？」

と聞かれたら、あなたはどう答えますか。

もしくは、あなたの家庭は、ゲームを禁止している（または、ゲーム機器を持たせていない）家庭であるかもしれませんね。そんな場合、

「みんなゲームをしているのに、うちではなぜゲームはだめなの？」

と聞かれたら、あなたは何と返事しますか。

多くの親たちは、「それがうちのルールだから」とか、「ゲームをやりすぎると成績が下がるから」などと答えるのではないでしょうか。

子どもに対する答えとしてはいずれも正解です。

ですが、反論するだけのコミュニケーション能力や自活できる生活力がない場合は引き下がるしかないかもしれません。しかし、ある程度学年が上がった子どもたちは、こうした親の返答に対して納得しません。彼らは面従腹背（うわべだけ従うふりをして、内

心では従わないこと）をして、こっそり隠れてゲームをするかもしれません。中学生ぐらいになると、全く親の忠告を聞かずに長時間ゲームをすることだってあり得ます。

「なぜ、長時間ゲームをしてはいけないの？」

この質問にきちんと答えるためには、依存症について理解する必要があります。そして依存症についてよく知ることが、適切な対処につながります。

本書は、スマホもその大きな要因といえるインターネット依存症やゲーム依存症の実態を、精神科医の立場から一つひとつ見つめ直していくものです。

本章では様々な例示をしながら、オンラインゲームやスマホのインターネットコンテンツの重大な負の側面である「依存症」について説明していきます。わかりやすさに主眼をおくために、すべての人にあてはまらない記述もあるかもしれません。研究などで証明されているものに関してはなるべく引用しますが、私自身の患者さんを診療した経験から述べていることもあります。ご了承ください。

＊行為（ゲームなど）や人間関係に依存的になることを専門用語で「嗜癖《しへき》」といいますが、聞きなれない言葉なので、本書では「依存症」と言い換えます。
＊特記の例外を除き、インターネットを使うゲームを「オンラインゲーム」と記します。
＊本書の「スマホ依存（症）」は、スマートフォンの依存（症）の他にインターネットやゲームなどができる機器の依存全般について指します。

スマホ依存から脳を守る　目次

第4章 スマホ依存症の実態

イラスト　越井　隆
図版作成　谷口正孝

第1章　依存物は最高だ！

依存物と同棲している子どもたち

意識せずに、依存物とつきあっている人がどれだけ多いことか——。

まずは、この問題から見ていきましょう。

最近、違法薬物を使って逮捕されたり酒で失敗したりする有名人の事件や、飲酒運転の痛ましい事故が報道されるたび、「依存症」という病気がその原因の一端として指摘されることがあります。

また、スマホ依存症やネット依存症、ゲーム依存症という言葉が使われることもかなり増えてきました。こうして、これまで「依存症」にあまりなじみのなかった人でも、「依存症」という単語をかなりひんぱんに耳にするようになってきたのではないでしょうか。

みなさんは、依存症に対してどのようなイメージを持っていますか。

依存症は病気なので、悪いイメージなのは当然です。

たとえば、暴力。違法薬物や飲酒のせいで、乱暴になる。物を壊す。暴言を吐く。依存症というと、このような激しい行為がなによりも先にイメージされるかもしれません。これは当然です。暴力行為は報道されやすいので、依存症にそのようなイメージを持つのも無理のないことです。確かに違法薬物やアルコールには精神を高揚させたり、幻覚や妄想を起こしやすくさせる作用があるので、暴言や暴力、意味不明な言動につながりやすいのは事実です。

しかし、依存症を専門的見地からみると、こうした非日常的行為は症状の一部にすぎません。

世の中には、思いがけずに罹ってしまう病気も多いのですが、依存症は依存物を使い続けた結果として発症する病気です。依存物（依存症を引き起こしやすい物質や行為など）を何となく使い続けているうちに、いつのまにか依存症になってしまうのです。なお、重症な依存症として私がイメージする症状は、「ひきこもり」です。

依存物を全く使わない人にとっては、依存症は縁の薄い病気かもしれません。しかしよく考えてみれば、依存物と全く関係のない生活をしている人は稀です。

久里浜医療センターには多くの依存症の患者さんが来院します。ネット依存症、スマホ依存症、ゲーム障害などの依存症の患者さんに、私は「依存症とはどんな病気ですか？」と尋ねます。すると半分くらいの人は「（物質や行為の）使用のコントロールが利かなくなる」とか「やりすぎてしまう」などと答えてくれます。おおむね正解です。ところが次に、「なぜコントロールが利かなくなるの？」「なぜやりすぎてしまうの？」と尋ねると、ほとんどの人はわからなくなってしまうようです。残念ながら、これでは依存症を理解していることにはなりません。

依存物を使用している人が依存症にならないように予防する、そして依存症になってしまった人が回復する——そのためにはまず、依存症という相手を理解することが必要です。

「依存症」の基礎を知らないと、「ゲーム障害」や「スマホ依存症」という応用問題も理解できません。ちょうど足し算や掛け算の九九（基礎）が十分にできないと、二桁、三桁の掛け算（応用）ができないことに似ています。逆に足し算や九九をマスターしていれば、二桁、三桁の掛け算も容易にできます。

第1章と第2章は重要な基礎に当たる部分なので、応用問題を早くやりたい気持ちを少し我慢して、じっくり読んでいただければ幸いです。

現代人、特に多くの子どもたちは、スマホやタブレット、パソコン、ゲーム機などのインターネットデバイスと「つきあい」、そして「同棲」をしています。「同棲」というと、ちょっと違和感があるでしょうか。「同棲」というのはたいてい、一つ屋根の下で生活をしている男女に使う表現ですからね。

しかし、現実は同様です。子どもたちは、スマホ（で扱うコンテンツ）と非常に多くの時間を共に過ごし、愛情を注ぎ、一緒に楽しみます。まさに、スマホやゲーム機と同棲するのです。ときおり男女の間でも、相手の素性をよく知らないまま「つきあい」、さらに「同棲」することがあります。時としてそれは、深刻な金銭トラブルやドメスティックバイオレンス（DV）などを招きます。相手の素性をよくわかっていれば、もしくは「つきあわなければ」、このようなトラブルはある程度避けられたかもしれません。同じことが、スマホにもいえるのです。

そうです。スマホなどのインターネットデバイスは、依存物です。これらは依存物としての特性を備えているのです。

私たちは誰でも、スマホなどで見られる情報やゲーム、インターネットコンテンツのことを「面白い」「楽しい」「便利」などの利点で認識しています。しかしながら、「依存しやすいもの（依存物）」としての素性についてはあまり理解できていないのが実情です。つまり、大人たちは素性をよく知らないまま、子どもたちにゲーム機器やスマホなどを貸し与え、買い与えているのです（男女関係でいうと「紹介」に当たります）。そして子どもたちは、素性をよく知らないまま、依存物であるゲームやスマホと「つきあい」始めます。

素性の知らない相手と「つきあい」さらには「同棲」することは、冷静に考えてみれば恐ろしいことではないでしょうか？

そして、素性の知らないものを自分の子どもに「紹介」するのは親として不適切なことではないでしょうか？

もっといえば、素性を知らないのに適切に「つきあう」ことなんてできるのでしょうか？　精神科医としての私の答えは否。それは非常に難しいことです。

この章では、オンラインゲームを中心に、スマホの「依存物としての素性」を説明していきましょう。

依存症の定義

まずは、硬い話から述べます。世界保健機関で作成された『国際疾病分類 第10回改訂版（ICD－10）』によると、「依存症候群」とは、「ある物質あるいはある種の物質使用が、その人にとって以前にはより大きな価値をもっていた他の行動より、はるかに優先するようになる一群の生理的、行動的、認知的現象……」と記載されています。

この『ＩＣＤ－10』は、２０２０年現在世界中で用いられています。「はじめに」で述べたゲーム障害が収載されているのは、『国際疾病分類　第11回改訂版（ＩＣＤ－11）』で２０２２年より正式に発効し、今後使用される予定のものです。

これをわかりやすく述べると、「他の大切なもの（たとえば仕事や学業、家族など）よりも、ある物質の使用をはるかに優先する」ということです。「ある物質」が「ある行為（ギャンブルやゲームなど）や人間関係」になることもあります。

依存症をよく知らない人がこの文言だけを見ると、「（ある物質を）使いすぎなければいいのでしょう?」「（ある行為を）やりすぎなければいいのでしょう?」と思うかもしれません。ですがこの、「（ある物質を）使いすぎる」、もしくは自覚なしに「（ある行為を）やりすぎてしまう」人は、想像以上にたくさんいるのです。そこには何らかの理由があるはずです。

ところで、人は何にでも依存するわけではありませんし、誰もが依存症になるわけでもありません。

たとえば、カレーライスの好きな小学生はたくさんいますが、カレーライス依存症なんて聞いたことがありません。親としては、中学生の子どもが試験勉強依存症になってくれたら、どんなに楽でしょうか（逆に大変なことになるかもしれませんが……）。しかし、試験勉強依存症の中学生というのも聞いたことがありません。その理由についても、追って説明します。

まずは、人が依存しやすい物質や行為、すなわち「依存物」について説明しましょう。

依存物の条件

1　快楽をもたらす

依存物とされるものには一定の条件があります。どのような物質や行為にでも人は依存するわけではありません。

依存物の第一の条件であり特徴は、その物質や活動によって「快楽」がもたらされるということです。「快楽」にはいろいろな表現型があって、「楽しい」、「すっきりする」、「ワクワクする」、「リラックスする」、「くつろげる」、「ハイになる」、「刺激的だ」などが当てはまるでしょう。

たとえば、酒好きの人が酒（アルコール）を飲めば、リラックスしたり気持ちが良くなったりします。パチンコ好きの人がパチンコをする（勝つ、リーチがかかる）と、ドキドキしたり楽しいなどと感じます。頼まれもしないのに、お金を払ってまで自ら依存物を使用するのには、**「快楽」が得られるから、**という共通項があります。

先述のように、多くの親にとって、自分の子どもが「試験勉強依存症」になってくれたらどんなに楽だろうか？　と考えるかもしれません。しかしながら、試験勉強や受験勉強はほとんどの子どもにとって苦痛であり、「快楽」をほとんどもたらしません。もちろん、成績が上がれば、それに伴う「快楽」を得ることはできるかもしれません。しかし試験や受験ではみんなが競争をしているので、成績が上がるという「快楽」を得ることはそう簡単にできません。試験勉強自体に「快楽」はないし、成績が上がるという

「快楽」を得るためには、たくさんの（苦痛を伴う）試験勉強をするというやっかいな過程を踏まなくてはいけません。そのために、「試験勉強依存症」になる子どもはごく稀《まれ》なのです。

では、おなかのすいているカレーライス好きの子どもが、カレーライスを食べるとどうなるでしょうか？　きっと「おいしい」と思うでしょう。「快楽」がもたらされます。でも、「カレーライス依存症」はめったに聞かない言葉です。

子どもが遊園地で遊ぶとどうでしょうか？　きっと、とても「楽しい」と思うことでしょう。しかし、「遊園地依存症」も聞かない言葉です。つまり、「快楽」がもたらされる物質や行為であっても、それが必ずしも依存物になるとは限らないのです。

2　飽きない・飽きにくい・続けられる

依存物には、「快楽」の他に、もう一つの条件があります。

それは、「飽きがこない、飽きにくい、続けられる」ということです。

快楽をもたらさないもの

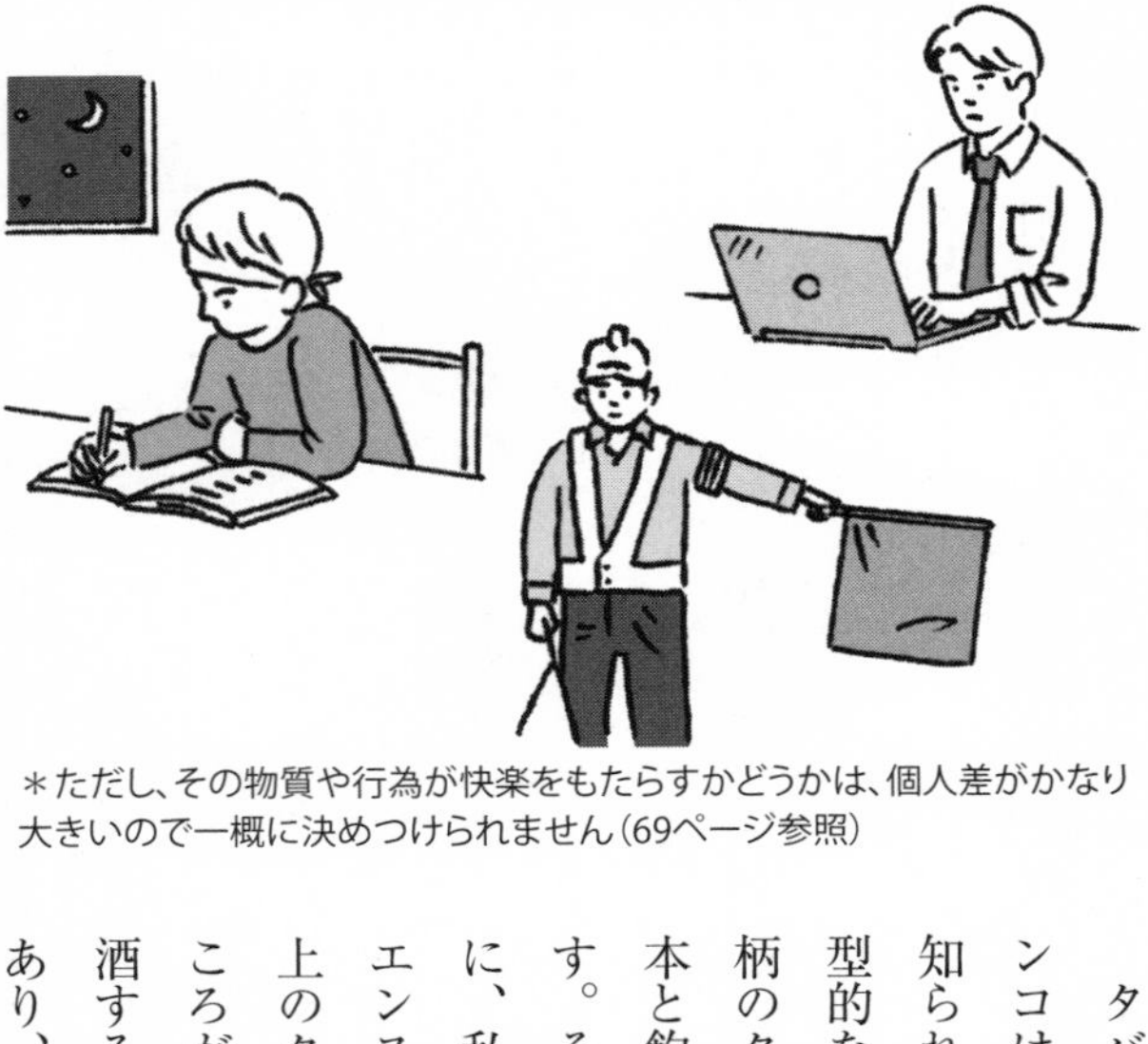

＊ただし、その物質や行為が快楽をもたらすかどうかは、個人差がかなり大きいので一概に決めつけられません（69ページ参照）

タバコやアルコール、パチンコは代表的な依存物として知られています。たとえば典型的な喫煙者は、毎日同じ銘柄のタバコを一日十本、二十本と飽きもせずに吸い続けます。そのような喫煙者のために、私の家の近くのコンビニエンスストアでは二百種類以上のタバコを常備しているところがあります。習慣的に飲酒する人もよく似たところがあり、同じような銘柄・種類

【図表1-1】
快楽をもたらすものともたらさないもの

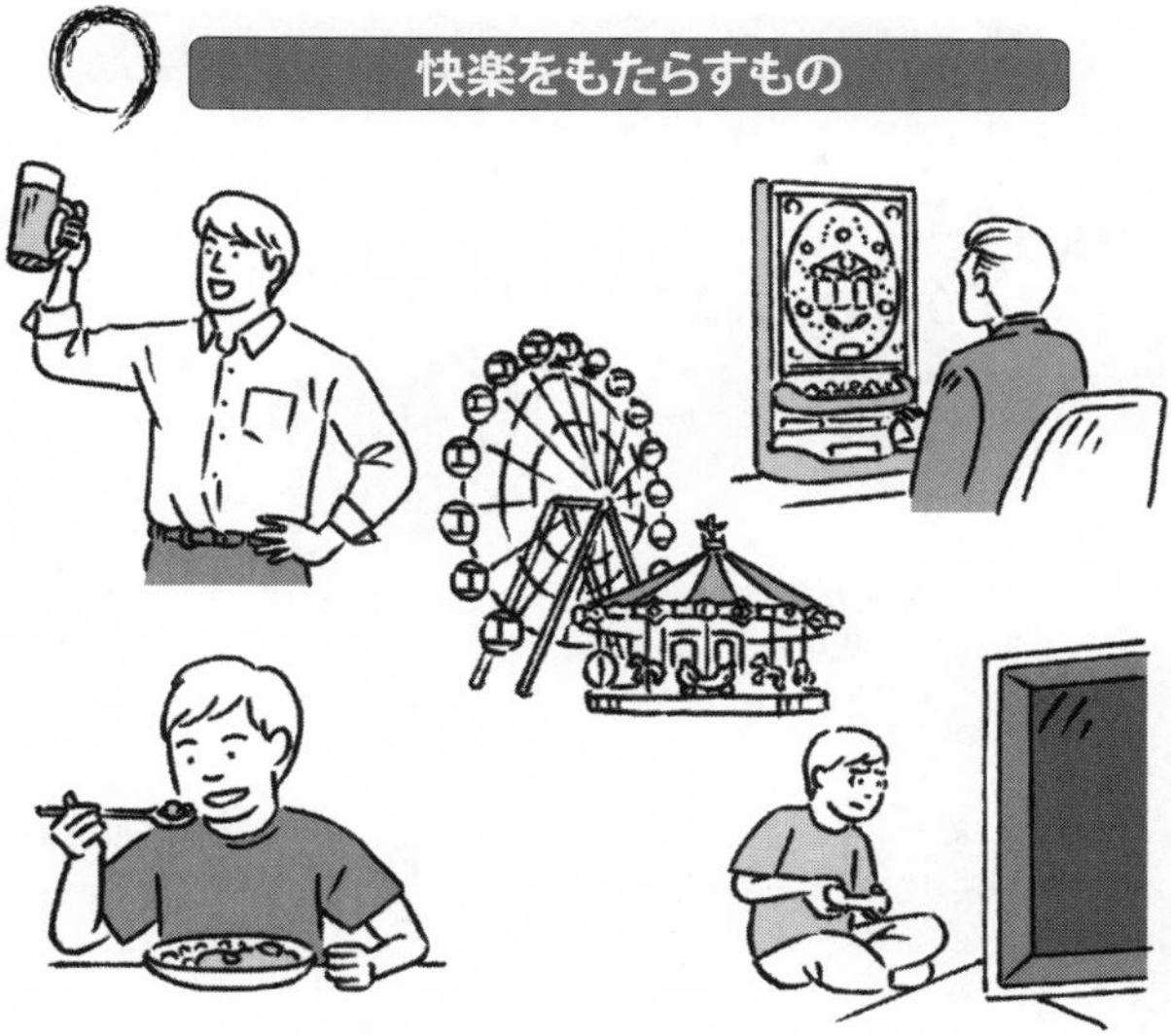

の酒を飲み続けます。もちろん、毎日別の種類の酒を飲む人もいますが、アルコールに飽きるということはありません。パチンコ好きの人は同じ機種ばかり続けていると飽きてくるかもしれませんが、パチンコという行為自体にはなかなか飽きません。

カレーライスはどうでしょうか？　おなかのすいているカレーライス好きの子どもが、カレーライスを食べると「お

✕ 飽きるもの・続けられないもの

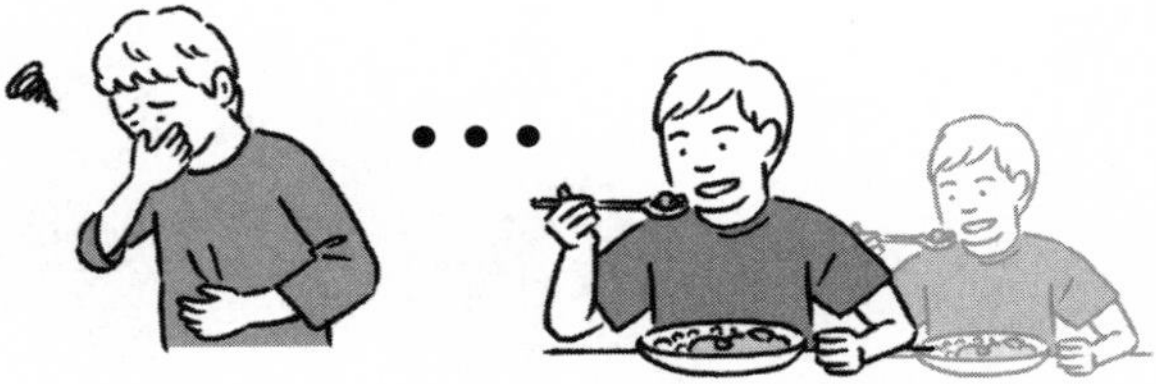

＊ただし、その物質や行為が飽きにくいかどうかは、個人差がかなり大きいので一概に決めつけられません（69ページ参照）

いしい」と思い、「快楽」がもたらされます。ところが毎日朝昼晩とカレーライスが出てきたら、ほとんどの子どもたちは、きっと三日目くらいにはうんざりしてくる（飽きてくる）でしょう。ライスのほうは毎食食べられる人も多いでしょう。しかし、食べているうちに満腹になり、適度なところで食べるのを止《や》められます。

また、子どもにとって、遊園地で一日中遊ぶのは「楽しい」ことだと思いますが、多くの家庭では経済的・時間的な余裕がないので十日も二十日も遊園地に通い続けることはできません。それに何日も続けて遊

【図表1-2】
続けられるものと飽きてしまうもの

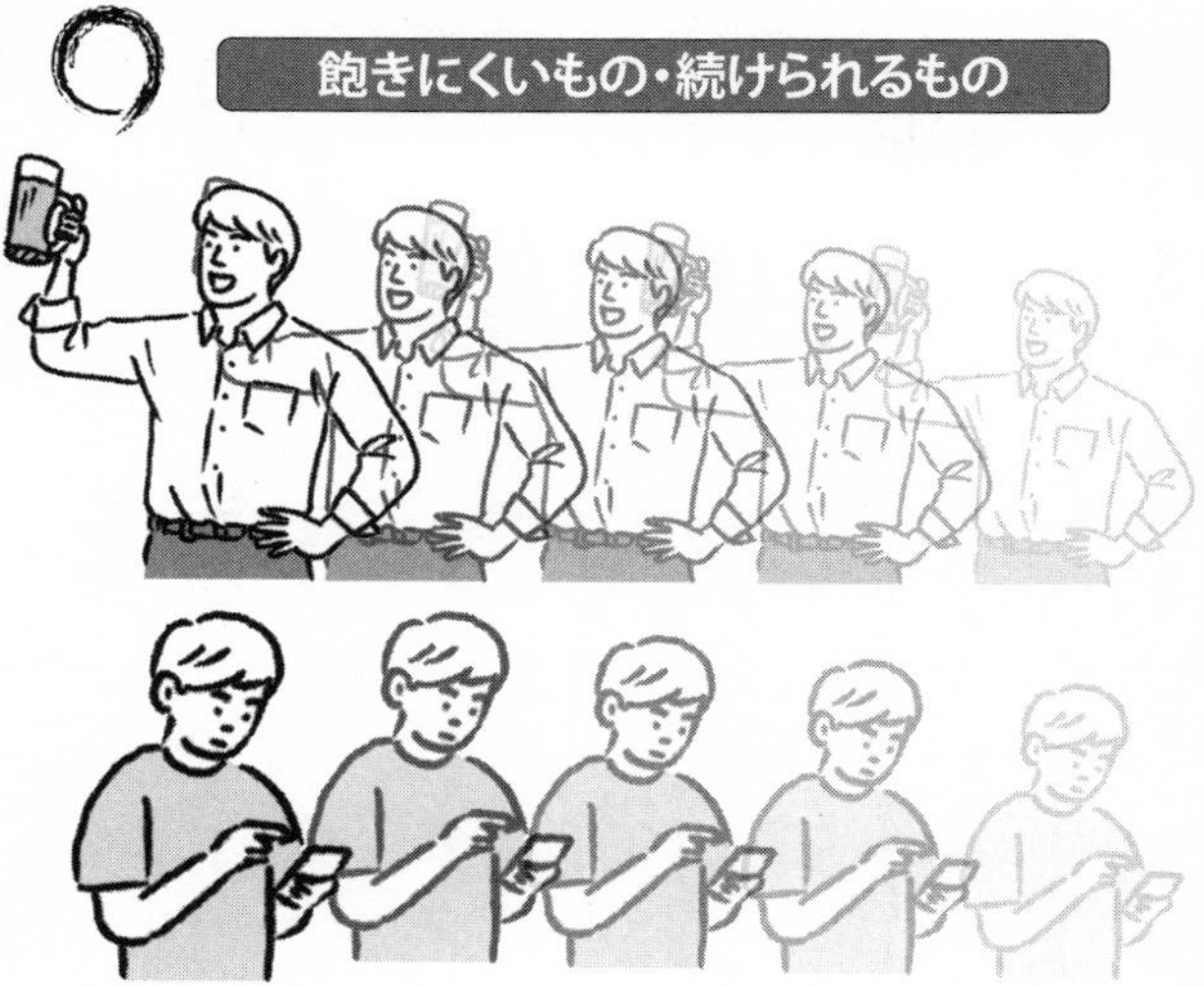

園地で遊んでいると、やはり飽きてくるかもしれません。

このように、**なかなか飽きがこなくて比較的続けやすい快楽**は、ある人々にとってはそれが「依存物」になってしまう可能性があるのです。

一方、体力的や金銭的に続けにくいものでも、得られる「快楽」が強烈な場合にはそれが依存物となり、依存症になってしまうこともあります。

覚せい剤や麻薬の場合、体力

的・金銭的に運用が困難なこともありますが、得られる「快楽」が強烈であるために、それらを使用するとほどなく依存症になります。オンラインゲームやギャンブルも、人によっては強烈な「快楽」がもたらされてしまい、より早期に依存症を形成してしまう場合があります。

オンラインゲームの依存的特性

多くの青少年にとって、スマホのインターネットやオンラインゲームは「快楽」をもたらし、「楽しい」――こうした「快楽」や「楽しい」性能自体は、決して悪いことではありません。

しかし、最も注意しなければいけないことは、スマホやオンラインゲームの「無限性」です。やっても、やっても、またやれる。これらの世界は人間がつくったものなので有限なのですが、一個人がそれで遊ぶ場合、かなりの長時間そして長期間、飽きずに楽しむことができます。「快楽」を「無限」に得続ける環境が簡単に手に入ってしまう。

【図表1-3】
スマホやオンラインゲームの依存化

「快楽」
（快感／楽しい／ほっとする／安心する／刺激的である etc.）を感じるものを、

「やりすぎてしまう」
「飽きずに続けてしまう」と、

「依存」
してしまう可能性がある。

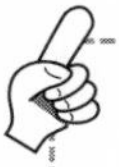

大半の青少年にとってスマホのゲームなどのインターネットコンテンツは依存物の条件を満たす

自分の部屋のゲーム機器や、常時携帯しているスマホがその入り口となり、やめるきっかけが無くなってしまうのです。一つのコンテンツやゲームはいずれ飽きるかもしれませんが、インターネットコンテンツやオンラインゲーム全体で考えると、「快楽」を「飽きず（飽きにくい）」に得られるという依存物ならではの特徴を、十分に持っているのです。

では、依存物（依存性があるもの）としておおやけに認められているものとは、いったい何でしょうか。

前述のように、依存物の条件は「快楽」を得られて「飽きにくい」もの、もしくは「強烈な快楽」を得られるものです。

後で触れますが、ある物質を使用したり、ある行為をすることによって「快楽」を得られるかどうかには個人差があります。また、「快楽」の度合いや、それらを続けられるかどうかは環境や状況によって差が生じます。たとえば、小学生にとってゲームをすることは「快楽」であっても、高齢者にとってはただの「苦行」かもしれません。お酒もある人にとっては「楽しみ」かもしれませんが、お酒に弱い人にとっては「具合が悪くなる液体」にすぎません。もしかすると、試験勉強に「快楽」を感じる学生もいるかもしれません（試験勉強も大学受験ぐらいになると無限性があるといってもよいかもしれません）。

このように、「快楽」の感じ方は、個人差が非常に大きいものなのです。ほとんどの人にとって「不快」であっても、もしくは「飽きて」しまい「続けられない」ような代物であっても、世界中にはいろいろな感じ方をする人がいます。そして財力や時間が有り余っているために、一般の人が続けられないようなものでも、続けられてしまう場合もあります。ですから極端にいえば、あらゆる物質や行為に依存症発症の可能性があるのです。

そうなってはきりがありません。すべてを取り上げると埒《らち》が明かないので、中でも多くの人が依存症になりやすい、もしくは依存症になったときの悪影響が大きな物質や行為を特に取り上げています。取り上げられている「依存物」のほとんどが、先人たちがそれらを使ってみたところ、大きな問題や悪影響が出てしまったものなのです。

日本の精神科関連の医療で主に用いられている診断基準には、世界保健機関で作成された「国際疾病分類（International Statistical Classification of Diseases and Related Health Problems：ＩＣＤ）」と、アメリカ精神医学会で作成された「精神障害の診断と統計マニュアル（Diagnostic and Statistical Manual of Mental Disorders：ＤＳＭ）」があります。そして現在使われているのがＩＣＤの第10改訂版（ＩＣＤ－10）と、２０１３年に発行されたＤＳＭの第5改訂版（ＤＳＭ－5）です。

ゲームに関する診断基準は、DSM-5の「今後の研究のための病態」という項目(正式な項目ではない)で、「インターネットゲーム障害」として、収載されています。これについては、第4章で詳述します。

ここでちょっと、考えてみましょう。

人は「快楽」を得られるものを、「依存物」や「危険物」扱いにしたくないものです。なんといっても快楽が得られますからね。しかしそのまま放置しておけば、日常生活に多大な影響や大きな問題が生じるため、あえて「疾病」という「危険物」扱いにするのです。大きな問題とは、死者が出るもしくは個人の人生がめちゃくちゃになってしまう、または社会問題のような重大な障害が生じてしまうことなどです。ですから、体を張って「依存物」や「危険物」を同定してくれた先人たちに我々は敬意を払うべきだ――私はそのように考えています。少なくとも、「依存症」を引き起こす物質や行為を定義してくれているのですから、つきあいを避ける、もしくは避けがたい場合でも、十分注意をしながらつきあうべきだということです。

その依存物が流行るワケ

世の中には「流行っている依存物」と、「あまり流行っていない依存物」があります。流行っている依存物は、「快楽」を得るのに**「(一見すると)安価」「手軽」「確実」「(一見すると)安全」**などの特徴を持つ場合が多いようです。

まず「(一見すると)安価」については、たとえば、酒(アルコール)は安いものだと百円や二百円で買えてしまいます。パチンコも五百円から千円で始められます。スマホやゲームは機器をそろえるのにはそれなりにお金がかかります。ですが、一度買いそろえてしまうと、それ以後はそんなにお金がかからない場合が多いようです。

親の視点からは、おもちゃを子どもに買い与える場合、「飽きにくい」という点は重要な要素の一つです。子どもは一つのおもちゃに飽きると、また別のおもちゃを欲しがるようになります。ゲームソフトは、他のおもちゃよりも長い時間、飽きずに遊べるものが多いのではないでしょうか。そのような意味で、ゲームは費用対効果にかなりすぐれていると考えられます。ところで、「（一見すると）」と断っているのは理由があります。第2章でその理由を説明します。

「手軽」に快楽を得られることについては、たとえば疲れて職場から帰宅しても、缶を開けてビールを飲むことは簡単にできます。ビール缶を開けるのに三十分もかかるようなパズルを解く必要があれば、ビールを飲む人は激減するでしょう。タバコもライターで火をつけるだけです。

学校から疲れて帰宅しても、数回スマホの画面に触れるだけで簡単に動画を見ることはできますし、簡単にゲームを始められます。現実の世界で「天下統一」をすることは古今東西非常に難しいことですが、シミュレーションゲームの世界では十分可能なことです。

疲れているときこそ、飲酒をしたり、スマホでSNSやオンラインゲームをしたりする人は多いのではないでしょうか？　これは、依存物の「手軽」に快楽を得られる特徴

【図表1-4】
オンラインゲームが流行るワケ

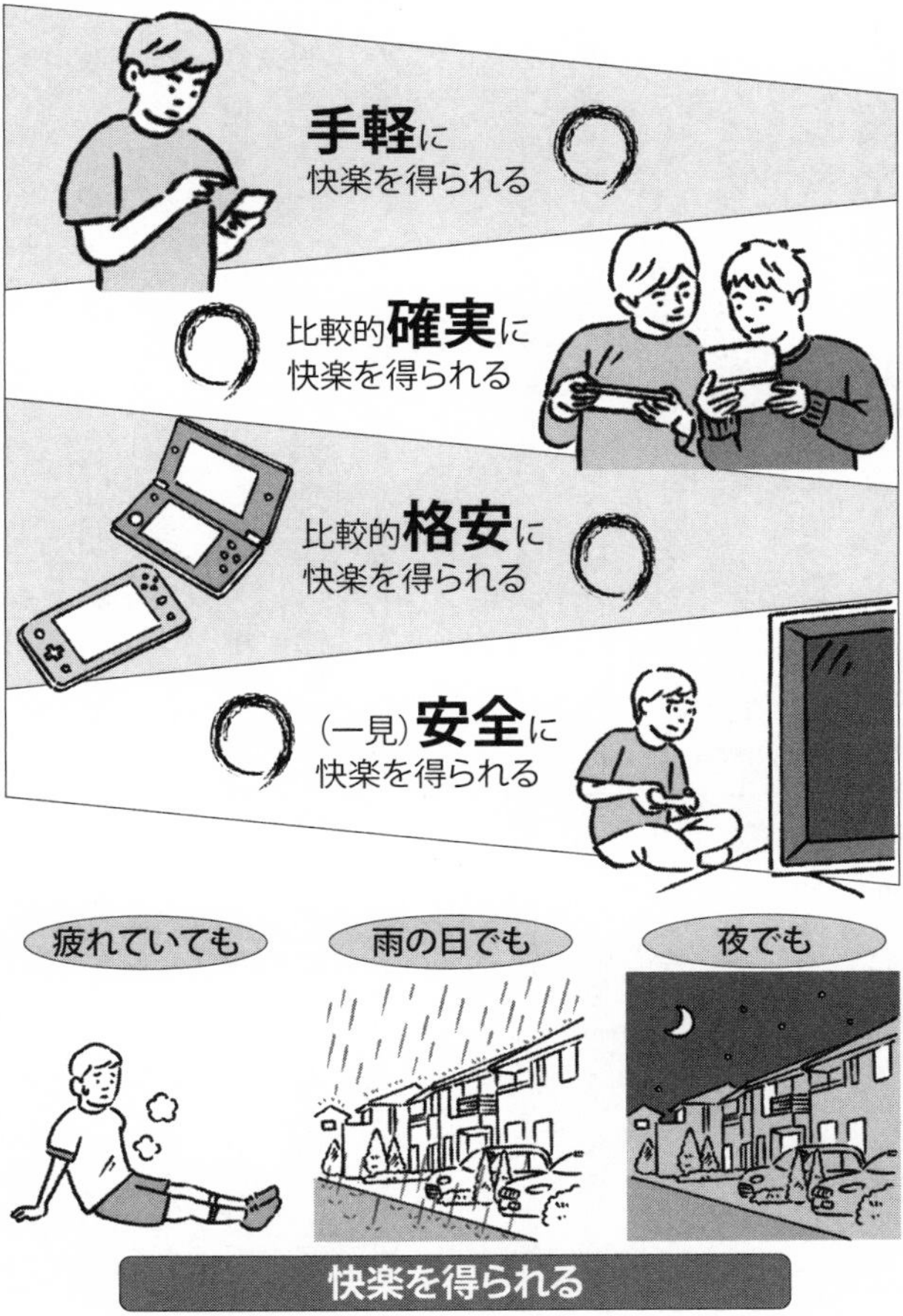
手軽に
快楽を得られる
比較的確実に
快楽を得られる
比較的格安に
快楽を得られる
(一見)安全に
快楽を得られる
疲れていても
雨の日でも
夜でも
快楽を得られる

の表れともいえるでしょう。

そして「確実」に関しては、たとえば酒の飲み方を知っている人であれば、どのくらいの量を飲むと酔いという快楽を得られるか知っています。その量を飲めば、ほぼ確実に酔いという「快楽」を得られることでしょう。現実の世界では、たとえば釣りに行っても、釣り方を間違えているとか、魚の機嫌が悪い(?)とか、魚がいないなどの理由で、どうしても魚が釣れないことがあります。しかし、フィッシングゲームでは何度やっても魚が全く釣れないなんてことはないでしょう(そのようにプログラムされているからです)。

いずれにせよ、厳しい現実の世界よりも、ゲームの世界のほうがより簡単に目標を達成できるのではないでしょうか。多くの依存物には、こうした「快楽」を得られる可能性が高い、もしくは確実に「快楽」を得られるという要素があります。

「(一見すると)安全」に「快楽」を得られることに関しては、たとえば、タバコを一本吸ってすぐに肺がんになることはありません。「転んで大怪我するかも……」と考えながらビールを飲む人は、ごく稀だと思います。現実の世界で殴り合いをすると怪我をすることがありますが、アクションゲーム内で殴り合いをしても、誰も怪我することはありません。痛いこともありません。ですが、ここでも「（一見すると）」と断り書きを入れているのには理由があります。第2章でそのことを説明します。

このように流行っている依存物は、比較的簡単に「快楽」を得られるという特徴があります。そしてそれらは、「疲れているとき」でも、「夜中」でも、「雨の日」でも、「友達がいなく」ても、簡単に「快楽」を得られるものが多いのです。

「依存物は最高だ！」

流行っている依存物の多くは、「快楽」を「飽きず」にそして「簡単」に得られるという条件を満たしています。

依存物ではない物質や活動は、そもそも快楽を得られないもの（試験勉強など）や、快楽を得られても飽きてしまうもの（カレーライスなど）や、続けられないもの（遊園地など）ばかりです。依存物ではない物質や活動で「快楽」を得続けるためには、飽きてしまう前に、また別の「快楽」を得られる物質や活動を見つけてこなくてはなりません。またはそれらをうまくローテーションさせる必要があります。依存物ではない物質や行為で強い「快楽」を得続けるのは、現実的には非常に難しいことなのです。

その点、「快楽」を得る手段として依存物は「最高だ！」といえます。

たとえば、アルコール依存症の患者さんは時々、「何か酒よりよいものがあればそっちにするのに……」とぼやきます。しかし依存物より「飽きず」に「簡単」に「快楽」を得られるものは、同等もしくはより強い依存物しかありません。スマホのインターネットやオンラインゲームも同様です。

ここで、視点を変えてみましょう。

実のところ依存物が最高だと思っているのは、依存物を使っている人だけとはいえません。依存物を与えている人にとっても、もしかしたら「最高！」かもしれないのです。

たとえば、酒好きの人に酒を与えると、当然「ご機嫌」になります。酒好きの夫に酒を与えると、妻は夫の仕事のぐちを聞かずに済むかもしれません。酒を飲むことを糧に夫は仕事を頑張ってくれるかもしれません。安い発泡酒で夫が仕事のストレスを解消してくれるのであれば、妻にとってこんなにラクなことはないかもしれないのです（ただし、酒乱を起こしやすい人などの場合では、飲酒は家族にとって最悪の事態になることもあります）。

子どもの場合も考えてみましょう。依存物ではないおもちゃは、子どもにとって依存物よりも「飽きやすい」ものが多いようです。

子どもにおもちゃを買い与えるとしばらくは喜んで遊びますが（「快楽」を得ますが）、やがて飽きてきます。飽きると、また別のおもちゃを欲しがります。これは親にとって、より多くのお金がかかってしまう事態を招きます。また、遊び方についても子ども同士で遊んでくれればいいのですが、幼い子ども同士だと、しばしば喧嘩になります。小競り合い程度であれば放置しておいてもいいのかもしれませんが、一般には、大人が見守り、（殴り合いなどの）大喧嘩になる前に仲裁することが望まれます。大人が子どもと一緒に遊んであげればよいのですが、いずれにしても労力がかかります。仕事や家事で疲れきっている親には、長時間子どもと遊ぶのは苦痛かもしれません。

そのような場合、スマホのインターネットやオンラインゲームは依存物ではないおもちゃと比べ、圧倒的に長時間飽きずに遊んでいることが多いようです。いちど与えてしまえば、目に見えるお金も労力もさほどかかりません。むしろ、非常に経済的で費用対効果が高いといえるでしょう。

たとえば電車などで、小さな子どもがスマホやタブレットをいじっている姿をよく見かけるようになりました。そんな子どもは、たいていじっと黙ったまま熱中しています。依存物ではないおもちゃや本を持ち込んでも、小さな子どもたちは途中で飽きてしまい騒ぎ出すこともあるのですが、スマホなどで動画を見せたりゲームをさせたりしていると、比較的長時間、子どもは飽きずにおとなしくしてくれます。

「宿題やったら、ゲームをしていいよ」

こんなやりとりも、親子の間ではよく聞かれます。普段はだらだらしてなかなか勉強

【図表1-5】
親にとっても「オンラインゲームは最高だ!」

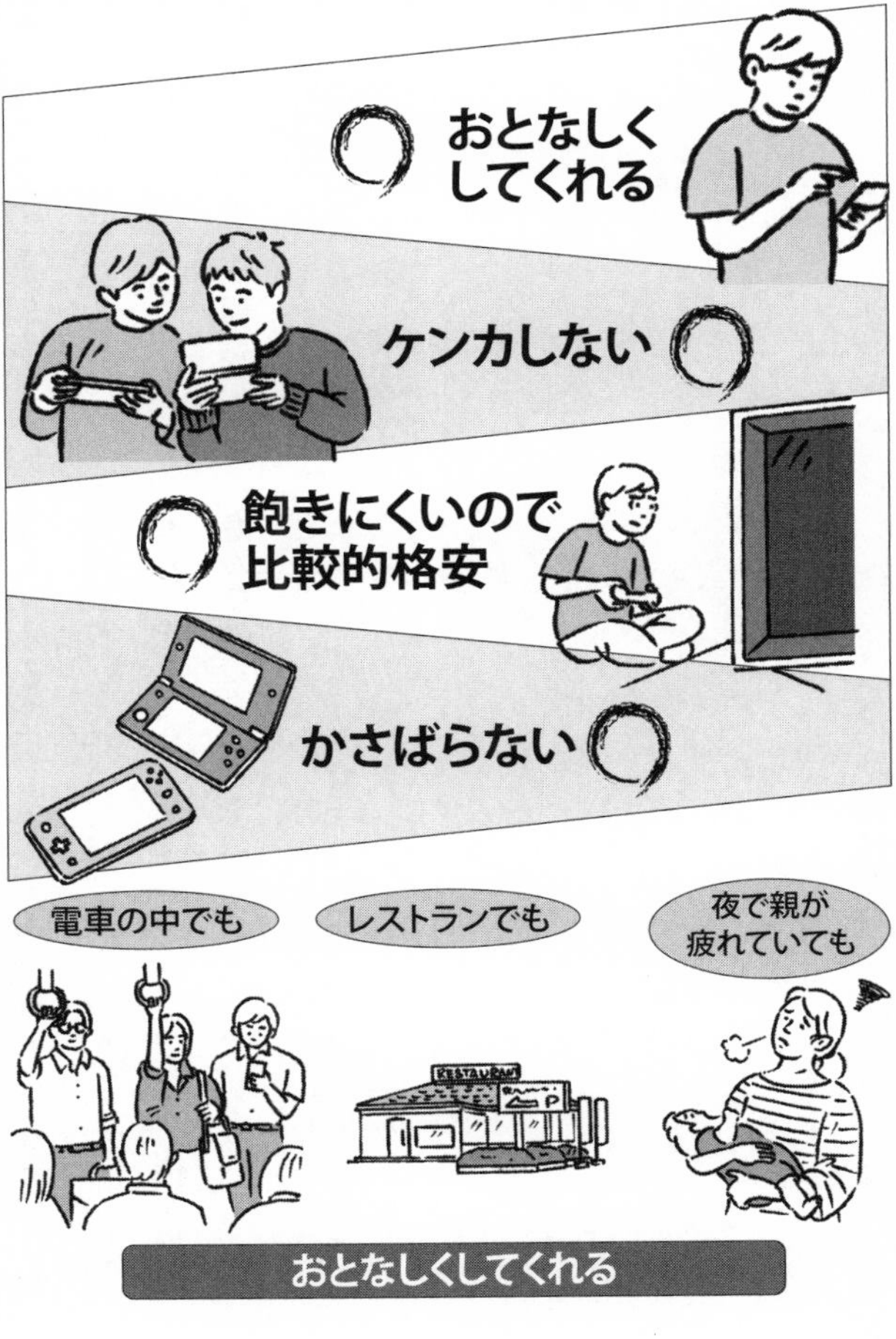
○ おとなしく
してくれる
ケンカしない ○
○ 飽きにくいので
比較的格安
かさばらない ○
電車の中でも
レストランでも
夜で親が
疲れていても
RESTAURANT
P
おとなしくしてくれる

にとりかからない子どもでも、勉強したらゲームができるのであれば、先にせっせと勉強を終わらせる小中学生もいるかもしれません。その点では、親たちにとっても、依存物は「最高だ！」と思えるかもしれません。そうです。ゲームをはじめとする依存物は、みんなにとって「最高」に素晴らしいものなのです……。

Q&A

Q&A 1
のめりこんでいる子どもに

Question

スマホやオンラインゲームにのめりこんでいる子どもに対して、「何かに集中するのは良いことだ」、「とことんやらせたら、そのうち飽きるだろう」という意見もあるようですが、どうなんでしょうか？

Answer

とことんスマホやオンラインゲームをさせるようなことは避けるべきです。
なぜなら、ネットやゲームは、多くの青少年にとって「依存物」に該当するからです。
ゲームやネットにのめりこむ子どもたちは、ただ興味や関心があるわけではなく、「負の強化（それをしないと不快になる現象）」のために、ゲームやネット以外の活動が困難になっている可能性があります。やればやるほど「負の強化」が進行するのが依存物の特徴です。

また、依存物はなかなか「飽き」ません。一昔前のオンラインではないゲームは、せいぜい100時間程度で飽きる（クリアできる）ものが多かったと思われますが、オンラインゲームは、「飽きる」までに数百時間、数千時間かかる場合があります。また、ひとつのコンテンツに飽きたとしても、次の面白いコンテンツが出現します。ですから、「飽き」ることを待つのは無謀です。

Q&A 2
ゲームをするのは悪いのか

Question

子どもが「野球やサッカーとか勉強をするのは良くて、ゲームをするのはなぜ悪いの？」とむくれます。親としてどう答えればよいのでしょうか？

Answer

野球やサッカー、勉強をするのが「良く」て、ゲームが「悪い」ということはありません。
野球やサッカーも勉強も、やりすぎはよくありません。

ただし野球やサッカー、勉強は大半の人にとって依存物に該当しないのに対し、ゲームは多くの青少年にとって依存物に当たります。そのため、野球やサッカー、勉強をやりすぎることはめったにありませんが、依存物であるゲームは容易にやりすぎてしまうおそれがあります。特に、オンラインゲームは手強い依存物なのです。行き着く先に「依存症」が待っていることに注意すべきです。

第2章　脳内借金としてのスマホ依存症

第1章では、依存物は「最高」にすばらしいものであることを述べました。しかし、それでこの本が終わってしまうのは詐欺的なので、まだ話は続きます。もう少し読み続けてください。

依存症の発症

さて、流行っている依存物の多くは、「快楽」を「飽きにくく(飽きず)」にそして「手軽」に得られるなどの特徴があることを述べました。人は快楽を得たい生き物です。これらの特徴があるために、気を付けていないと、もしくは気を付けていても、依存物を繰り返し使用してしまう場合があります。

では、繰り返し依存物を使っているとどうなるのでしょうか。結論から述べると、依存症に陥ってしまう可能性が高くなります。

たとえば、麻薬などの違法薬物ではごく少ない使用回数で依存症になってしまうことが知られています。アルコールでは、飲酒し始めてから依存症になるまで、場合によっては三十～四十年かかることもありますし、数年程度やもっと早いこともあります。また多量に飲酒を続けてもなかなか依存症にならない人もいます。ゲームやギャンブルについてはよくわかっていませんが、いずれにせよ「使い（やり）すぎる」というプロセスが関わっているものと考えられます。

どのような特徴を持った人が、どのくらいの頻度で、何回依存物を使用すると、「やりすぎ」に該当して依存症を発症してしまうのか。それがわかると、予防にたいへん役に立つと思われます。しかし依存症の発症には、個人的な因子が大きいことや、その人が置かれている状況や気分といったかなり複雑な因子が絡み合っているので、はっきりしたことがわかっていません。たとえば、人とアルコールのつきあいは数千年にわたりますが、しかしどのくらいの量、どのくらいの頻度で、何年間飲酒すると依存症になるかはわかっていません。ましてや、近年になって出現したゲームをどのくらい「やりすぎ」ると依存症になるかは判明していません。このあたりは研究での解明が望まれるところですが、違法薬物などを除いて、依存物を使用してすぐに依存症を発症することは比較的稀です。発症まで時間がかかるとその深刻さに気づきにくくなる——これも、依存症の怖さの一つです。

たとえば酒を飲み始めるのは、二十歳（しばしばそれ以前）からの人が多いのですが、アルコール依存症が問題化しやすいのは、中高年です。つまり飲酒を始めてからかなりの年月を経て、アルコール依存症が問題化するのです。若者のアルコール依存症者もいるので油断はできないのですが、二十代のアルコール依存症というのはあまり多くありません。

子どもたちがゲームを始めるのは幼稚園（保育園）生から小学生の頃が多いのですが、ゲーム依存症が重大な問題となるのは中学生以降のことが多いようです。幼稚園生や小学生にとっては（親にとっても）、中学生になるのは遠い先のことで、全く実感が湧きません。

だからこそ、**身近にあるものの何が依存物なのかを知ること**は、大人にとっても子どもにとってもたいへん重要なことなのです。

精神依存における「正の強化」と「負の強化」

依存症の正体について、さらに見ていきましょう。

そもそも**依存症の根幹となる症状は、「精神依存」**と呼ばれるものです。「精神依存」とはその名の通り、「精神的に依存する」ことですが、これには「正の強化」「負の強化」という二つの側面があります。アルコールや違法薬物などの物質依存症は脳内報酬系モデルから論じられるようになりましたが、ギャンブルやゲームなどの行為の依存症でも同様のことが起こります。

正の強化

ではまず、「正の強化」すなわち「快楽を得られるから依存物を使用する」側面から見ていきましょう。

繰り返しになりますが、依存症の人が依存物を使用するのは、「快楽」を得るためという前提条件があります。快楽を得たい。気持ちよくなりたい。そのために依存物を使用することを、「正の強化」といいます。

しかし、「正の強化」だけでは依存症を説明し尽くしたことにはなりません。たとえば、依存症ではない普通に「ゲームが好きな子ども」も「快楽」を求めてゲームをしますし、依存症ではない普通に「酒好きな人」も「快楽」を求めて酒を飲みます。つまり、多くの日常的な局面において「快楽」がなくなるのを我慢することは、それほど難しいことではないのです（ただし違法薬物などによる強い快楽に関してはその限りではありません）。

もしも「快楽」がなくなるのが我慢できないのであれば、子どもたちは遊園地から帰ることができなくなってしまいます。遊園地は子どもたちにとって「快楽」をもたらし、遊園地から帰ることはその「快楽」が消失することを意味します。遊園地の閉園時間近くになると、小さい子どもが帰りたくないといって出口で泣き叫んでいるのを時々見かけます。しかしある程度の年齢になると、もっと遊んでいたいと思っていても、（「快楽」がなくなることを我慢して）おとなしく帰ることができます。この段階では、依存症は生じていません。依存症にはじつは、「正の強化」の他に、次に説明する「負の強化」が関わってくるのです。

負の強化

「負の強化」とは、「不快を解消するために依存物を使用する」側面です。

依存症になると、依存物を止めると「不快」になります。

この「不快」は「イライラする」、「ムシャクシャする」、「物足りない感じがする」、「空虚な感じがする」、「うつ」、「不安」など様々な形で現れます。

人は「不快」になると、その状態を解消しようとします。その手段はいろいろありますが、一般的に依存物ではないものは「快楽」を得られても途中で飽きてしまったり、「快楽」を得るのが容易でないなどの特徴があります。

人は「不快」になると何とか早くそれを解消しようとして、思考・視野が狭くなることがよくあります。他の「不快」の解消手段もあるのに、慣れ親しんだ依存物を使って、「手軽」に「不快」を解消したくなります。

一般的に人は、「快楽」がなくなることを我慢するのはさほど困難ではないのですが、「不快」を長期間我慢することは難しいようです。私たちの脳は、快楽の消失は諦められても、不快を我慢し続けることは困難なのです。

精神力で「負の強化」を乗り越える？

昭和生まれの人は、根性論が大好きな人が比較的多いようです。長期間続く「負の強化」による不快さを、精神力だけで乗り越えることがはたしてできるでしょうか？　またこれを乗り越えられない人は精神力が足りないといえるのでしょうか？

「負の強化」による生理的な不快さは、軽度であっても、結構やっかいなものです。

長期間続く生理的な不快さは、物が違いますが「虫刺されによるかゆみ」に喩《たと》えることができます。夏に肌を露出して外出すると、蚊などの虫に刺されることがありますよね。蚊は我々の血を盗んでいくだけならまだしも、アレルギー反応が出る唾液を置いていきます（さらに病原体も置いていくことがあります）。全くひどい話で、はやく撲滅してほしいものです。そして蚊に刺されて薬もつけずにそのまま放置しておくと、その後数日にわたって「かゆみ」という不快さを生じます。

ただし、そんな「かゆみ」はさほど大きなものではありません。ですから、楽しい戦国時代の歴史の授業を聴いているときや、仲間たちと運動しているときには忘れている人も多いでしょう。しかしつまらない古文の文法の授業を聴いているとき（ごめんなさい……私が個人的にそう思っていただけです）、同級生が跳び箱を跳んでいるのを待っているとき、家でつまらないテレビを眺めているときには、この「かゆみ」はとても気になるのではないでしょうか？

そんな場合、「かゆみ」を我慢できずに衝動的に掻いてしまう――それは、どんなに我慢強く、精神力の強い人であっても、「負の強化」を精神力で我慢し続けることは難しいことだからだと思います。

「現在、依存物を使用中の依存症の人」は、「依存症ではない人」に比べて、総じて**精神状態が悪い傾向**にあることが知られています。これはアルコール依存症でもインターネットやゲーム依存症でも同様です。

しかし、ここで不可解なことが生じます。依存症の人は、依存物を使用するという「快楽」をたくさん得る行為をしているはずなのに、なぜ「不快」になってしまうのでしょう？　実際、楽しく遊びまわっている人は一見、幸せそうに見えます。しかしながら依存症の人は、依存物の使用によって快楽を得ても不快さが消えないという事態に陥ります。なぜなのでしょう？　いくら依存物で「快楽」を得ようとしても、もともとの「不快」が強いせいでなかなか解消されないのではないか？　とも考えられますが、実はそうとはいえません。

依存症の人は、半端ではない量の依存物を使用していることが多くあります。たとえば、ゲーム依存症の人であれば一日十数時間ゲームをプレイしているとか、アルコール依存症の人であれば一日あたり日本酒一升（1・8ℓ）の飲酒をするなどです。そんなに「快楽」を得る活動をしているのにもかかわらず、不快さはちっとも解消していないのです。むしろ不快さが増大するという、おかしなことが起きるのです。

「快楽」と「不快」の同時進行

結論からいえば、依存物は逆の作用をもたらすのです。

つまり、依存症になってしまうと、**快楽をもたらすはずの依存物を使えば使うほど、依存物を使っていないときの不快度は増してゆく**のです。

さっそく、説明しましょう。

人は「快楽」を得るために依存物を使います。「快楽」を得ることによって、より「幸福」になろうとします。ところが依存物を使いすぎて依存症になると、依存物で「快楽」を得られる（正の強化）ものの「幸福」というゴールに至るのではなく、依存物を使わないときにはいつも「不快」（負の強化）が生じてしまうのです。

依存症の人はしばしば、依存物を使用する間は「快楽」を得られるので、それに満足して「幸福」になれると信じて使い続けます。しかし同時に、負の強化も進行していきます。そして実際には、いつの間にか、自らが依存症の負の強化によって「不快」になっていることに気づきにくくなります。

もちろん依存物をたくさん使用することによって、たとえばアルコール依存症の場合、多量飲酒によって肝臓が悪くなる、ギャンブル依存症の場合にはお金がなくなる、人間関係が悪くなる、インターネット依存症やオンラインゲーム依存症の場合は学業成績が不振になるなど、依存症特有の悪影響によって「不快」になる場合もあります。それらの悪影響による「不快」解消のために、さらに依存物を使うこともあるでしょう。しかし世の中には肝臓が悪いことや、お金がないこと、人間関係が悪いこと、学業成績が不振になることをあまり気にしない人もいます。そういう人たちでも、依存症の負の強化によって脳内が「不快」になると、やはりその解消のために依存物から離れがたくなっ

【図表1-6】

快楽と幸せについての考え方

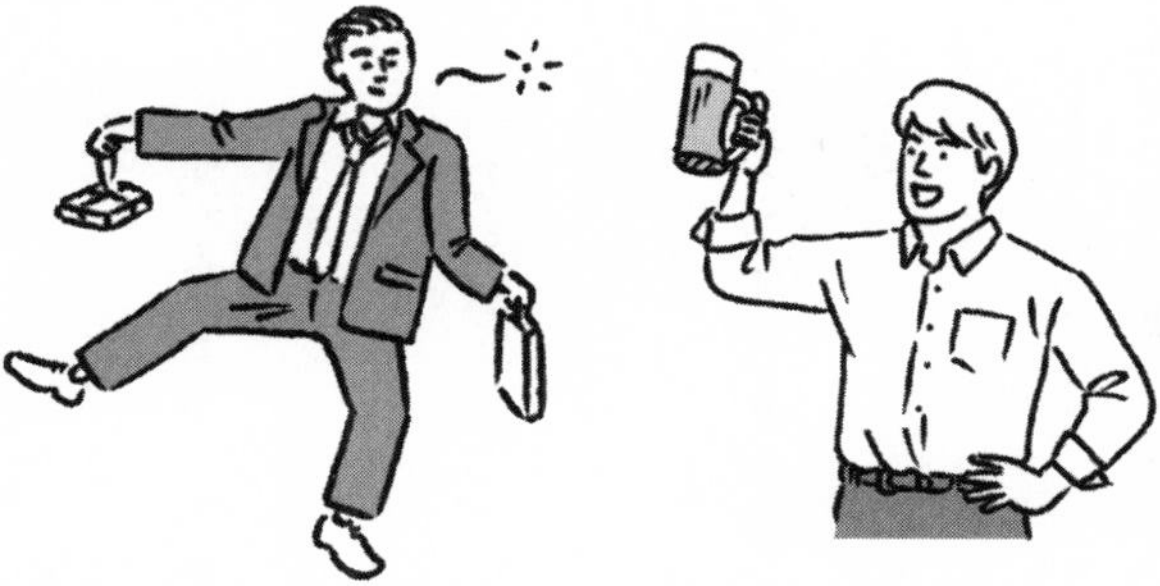

依存物による楽しいこと（快楽をもたらす活動）をたくさんしている依存症の人

▼

快楽が多いので「幸せなはずだ」と思われる

実際には不快度が増している

てしまうのです。

「でも、ちょっと待ってください」と、あなたは思うかもしれません。「楽しい（快楽を得られる）ことをたくさんしている人は、幸福なのではないでしょうか？」と。

たしかに、ひんぱんに海外に遊びに行ったり、いつも高価なものを買ったりしている人のSNSやブログなどを見ると、その人は幸せそうに見えるかもしれませんね。「快楽」の量や頻度が多いほど人は「幸福」になると考えるのは自然なことですから。

しかしながら、依存物の場合は、その逆を行くのです（だから、病なのです）。依存症者の場合は、快楽をもたらす依存物を使えば使うほど、その人の不快度は次第に増していきます。

依存症者にとっても、その周囲の人にとっても、依存物による**「快楽を得られるけど不快になる」のを体感的に理解しにくい**ということが、この病の最もやっかいなところかもしれません。こうして依存症という病は重篤化してしまうのです。

知らないうちに猛獣に食べられている

ここまで見てきたように、依存物ではない「快楽」を得られる物質や活動は、適当なところで飽きてくるもしくは続けられなくなるので、適度に使うことができます。

たとえば、マンガ本。これは、多くの人にとって依存物とはいえません。

子どもがマンガを読む場合、手に入れた直後は「快楽」をたくさん得られるので一生懸命読みますが、十回も繰り返し読むと次第に飽きてくる。「快楽」を得づらくなる。そうなると、子どもは適当なところで読むのを止めます。また別の「快楽」を得られるおもちゃで遊ぶかもしれませんが、それらも同様、適当なところで止めることになります。もしもマンガを読んでいる途中に、寝る時間になって中断することになったとしても、「快楽」が消失するだけなので、しぶしぶですが子どもたちは寝床に入ることができます。

これに対し、依存物と呼ばれるものはどうなのか。もういちど、おさらいしてみましょう。

人は、「快楽」を求めて依存物を使います（正の強化）。依存物をやりすぎて次第に依存症になると、依存物を使っていないと「不快」になります（負の強化）。

その「不快」を解消するために、さらに依存物を使います。これを繰り返しているうちに依存物を使わないときの「不快」が強くなり、依存物から離れがたくなり、依存症が重症化していきます。

ゲームを例にすると、子どもたちは「楽しい」のでゲームをします（正の強化）。「楽しくて」「飽きにくい」、そして「手軽」にできるのでつい、たくさんゲームをしてしまいます。そのうちにゲームをしていないと「不快」になってきます（負の強化）。今度は「楽しみ」を求める他に「不快」の解消手段が必要になります。ゲームは「手軽」に快楽を得られるので、「不快」の解消にもってこいです。そこでさらにゲームをすることになります。次第にゲームをしていないときの「不快」が強くなり、依存物から離れがたくなり、依存症が重症化していきます。

まさに悪循環です。この繰り返しのうちに依存症は次第に悪化し、重症化していきます。ゲームを例に挙げましたが、ゲームがアルコールに、違法薬物に、タバコに代わるだけで、依存症はみな同じような悪循環になります（ただし違法薬物の場合にはやりすぎの回数がごく少ないという特徴があります）。

こうした関係は、猛獣使いと猛獣に喩えるとよりわかりやすいかもしれません。人々にとって、依存物という猛獣を飼いならすのは憧れであり、かっこいいかもしれません。

しかし依存物は猛獣よりもしたたかです。猛獣に食べられれば痛いのですぐ気づきますが、依存物は「快楽」をもたらすので食べられてもすぐには気づきません。つまり、飼いならせずに食われていることに気づくことができないのが、依存物なのです。依存物に食われてしまう人は後を絶ちません。

ところで、ほとんどの依存物は「石コロ」と同じで、動物や虫のようにあちらから襲いかかってくることはありません。たとえばアルコール、違法薬物、ゲームすべて、それ自体が能動的に動くことはありません。動かない液体、白い粉、小さな機械にすぎません。人が勝手に依存物を製造し、それを使い始めて、使いすぎて、依存症になって止められなくなって自滅しているだけです。要は、動かない依存物の上で人間が勝手に踊っているだけなのです。

しかし、人はその状態すなわち依存症を、長い歴史のなかでも克服できずにいます。

たとえば、２０１６年現在アルコールが原因で亡くなっている人は、世界中で三百万人と推計されています。トラやクマに殺される人よりも、動かないただの液体（アルコール）に殺されている人のほうが圧倒的に多いのです。

なぜなのでしょう？

では、人が依存物にとりつかれてしまう要因から探っていきましょう。

依存症の正体の見えにくさ

まずは、依存症の正体の見えにくさについて考えてみましょう。

依存物および依存症は、その凶悪な正体を隠すために、いくつかの煙幕を張っています。依存物自体は人の目に見えますが、その正体は多くの場合、巧みに煙の内側に隠されています。私たちの日常社会に張られている煙幕はどのようなものか、見ていきましょう。

人は見た目によく騙されます。

見た目はその様態を判断する重要な要素となり得るのですが、それだけでは本当の中身がわからないことはよくあります。

たとえば時代劇に出てくる凶悪そうな悪代官を演じている俳優さんは、私生活においては別に悪い人ではありません。一方で恐ろしい犯罪に手を染めているのが一見優しそうな風貌の人だということも珍しくありません。

依存物の実態は、私からいわせると悪代官の比でないくらい凶悪そのものですが、全く悪そうには見えません。ビールは缶に入った液体ですし、タバコはただの乾いた葉っぱです。違法薬物も塩や砂糖と同じような白い粉です。オンラインゲームでもかわいいキャラクターがたくさん出てきます。見た目が全く怖くないので（逆に親しみやすい見た目なので）、人は（依存物を）悪いものではないと勘違いしてしまいます。

特にこれといったきっかけがないのに、自ら依存物を試そうと思う人もいます。たとえばお酒を飲んだらどうなるのだろう？　と思って飲み始める人や、同様の理由でタバコやギャンブルを始める人もいます。ただし、そのような人であっても、他者や広告などの影響は否定できないでしょう。

本人はその依存物に関してあまり興味がなかったけれども、他の人の誘いで始める人もいます。たとえば先輩や友人、家族に誘われて飲酒を始める大学生や、友人と一緒にオンラインゲームを始める小学生もいます。これらの依存物の使用を誘っている人にはたいてい悪意はなく、「一緒に楽しもう」程度の軽い気持ちの場合がほとんどでしょう。相手を依存症にして陥《おとしい》れてやろうという悪意を持って、依存物の使用を誘う人はごく稀だと思います（違法薬物の場合には、悪意を持った誘いの場合もあるでしょう）。

そして酒やゲームのCMや広告においても、制作している会社や出演している俳優さんに悪意はないでしょう。すぐれた（おいしい）製品を使ってもらいたい、世の中に広めたいだけです。悪意を持った誘いや広告であれば、敏感な人はそれに気づいて警戒することもできますが、悪意のない誘いに対して人はあまり警戒もしませんし、せっかくの誘いを断ることを申し訳なく感じる人もいるでしょう。そう、ここが実はやっかいなところなのです。将棋などでも勝敗とはあまり関係のなさそうな何気ない一手が勝負を分けることがあります。何気なく使い始めた依存物が人生を変えてしまう。そのような可能性は、日常生活に想像以上にまぎれこんでいるのです。

依存症とひきこもり

依存症が悪化すると、その人は「ひきこもり」がちになります。依存物から離れがたくなり、またそれを使うことに集中したいので、外出をさけるようになります。依存していることで、罪悪感もあるかもしれません。

たとえばアルコール依存症の人でも、軽症のうちは友人と一緒に飲んだり、居酒屋などで飲んだりすることも多いようです。しかし重症化すると、酒を飲むことだけが目的になるので、家の中にこもりがちになり、一人で飲むことが増えていきます。

オンラインゲーム依存症も同様です。当初は友人や家族とともにゲームを楽しみ、友人とゲームの話題で盛り上がるなどのコミュニケーションの手段にもなり得ますが、依存症が重症化すると、一人で部屋にこもってゲームをするようになります。最悪の場合、学校にも行かなくなります。

ギャンブル依存症の場合、必要に応じて家の外に出ますが、パチンコ屋や競馬・競輪場などにひきこもってギャンブルに没頭することになります。最近では馬券や車券もインターネットを通じて家で購入できるので、ますます行動範囲は狭《せば》まっていることでしょう。

ひきこもったほうが、誰にも邪魔されずに依存物に没頭できるという面もあるでしょうし、依存物を使用する罪悪感も薄れます。こうして重症化した依存症者はひきこもってしまう傾向にあるので、世間の人がこのような人を目の当たりにする機会はあまり多くありません。主に、「依存物を適切に使っている人」「依存症であっても軽症（社会生活にあまり影響のないレベル）の人」「依存物を使っていない人」が世間の人であり、重症化した依存症の人は時々テレビや動画で見かけるか、もしくは「元重症な依存症の人」の話を聞ける、というのが今の社会の状況です。

見えないものについて、実感を持って理解することにはしばしば困難が伴います。インフルエンザの流行などはマスクを着用する人が増えるなどの日常風景で実感できますが、スマホ依存症の流行は、どうしても深刻には感じられないのです。なにしろ、今では誰もかれも、電車の中でスマホを触っていますから。

身近に重症の依存症者がいなければ、依存症は遠い別世界の出来事のように思えてしまいます。世間一般の人の実感としては、「依存物を使ってもせいぜい軽症ぐらいで済むだろう、重症の依存症の人なんかそんなにいないじゃないか！」といったところでしょう。

そして、快楽にも個人差があります。

たとえば酒を飲むと具合が悪くなって、「快楽」どころか「不快」しか感じない人もいます。また酒を飲んで「快楽」を感じる人の中でも、「快楽」の程度や感じ方には個人差があります。

ゲームの場合も、ある高齢者の方はゲームをしても疲れるだけかもしれませんが、ある小学生にとっては強い「快楽」になり、また別の小学生にはつまらないものであるかもしれません。性別、年齢、個人の特性や嗜向、ゲームの種類などによって、感じる「快楽」の度合いは異なります。余談ですが、私は刺激の強いジェットコースター（一回転したりツイストしたりするようなものです）に乗る気は全く起こりません。が、遊園地ではそれらは目玉アトラクションであり、〝看板〟です。

このように、私たちが何を快楽とするかは一様ではないのです。同じ依存物を使用しても、A君は「快楽」の度合いが低く依存症にならないものの、B君にとっては「快楽」の度合いが強く（環境や状況・性格なども影響して）、依存症に陥ってしまうことがあります。そしてA君にとっては、B君が依存症になるのが全く理解できないということになります。「依存物を使っても、依存症にならない人がいるじゃないか！（なので自分も依存症にならないだろう）」と。これほどまでに依存症という病は、人それぞれなのです。

依存症の複雑な因子

先述の通り、依存物は石コロと同様に、動きません。人間のほうから勝手に、一見すると「自分の意思」で引き寄せているだけです。しかし実際には依存症になると「正の強化（依存物を使用したときの「快楽」）」と「負の強化（依存物を使用しないときの「不快」）」の両方の作用によってブラックホールなみに依存物に吸い寄せられます。人間にはその「強い引力」が見えていないだけです。

重症の依存症の人で、「何となく」「簡単に」依存物を断つ人は稀です。いつでも自由に依存症から逃げられるように見えますが、実際には依存物からの見えない引力につかまっているので、「いつでもゲームは止められるよ」といいながらゲームを続けてしまいます。

このような依存症の進行は、環境によっても左右されます。そもそもその依存物を手に入れやすい環境なのかどうか、周囲の人がその依存物を使っているかどうかは特に大きく影響するでしょう。たとえば家でも学校でも誰もゲームをする人がいなければ、またはインターネットやテレビ、雑誌などからゲームの情報を得なければ、子どもたちはゲームをしようとは思わないかもしれません（残念ながら、現在の日本ではそのような環境を作ることは困難です）。

また、学校や家庭環境、友人関係、外的ストレスなど、複雑な背景が関連していることがあります。依存症は別の因子にその悪影響の原因を押しつけて、自らはどこかに隠れてしまうのです。そのために、

「自分が一日中家でゲームをしているのは、学校で嫌なことがあるからだし、他に何もすることがないからだ……。決してスマホやゲームのせいじゃない」

と、患者本人も、病の責任を別のものに転嫁してしまいます。

依存症という病が、気づいた時点ですでに重篤であるのは、こうした原因の見えにくさのせいであることがおわかりいただけたでしょうか。だからこそ、未病の段階からの予防は、どんなにしてもしすぎることはないのです。

脳内借金としての依存症

こうした依存症は、借金に喩えることもできます。

借金といっても、たとえば会社の経営を大きくするためや、家を買うためのローンなど様々な種類がありますが、ここでは「生活のための借金」と考えてください。

最初は（買い物でも旅行でも何でもいいのですが）生活をより楽しむために、もしくは生活費が足りないので借金するとします。将来収入が増えることが見込めるのであれば、このような借金は、ある程度の合理性があります。

しかし、将来も収入がほとんど変わりない場合には、借金はそのまま将来への負担になります。それでも借入額が小さいうちは、あまり問題なく返済できます。借金を重ねると、次第に返済が苦しくなり、今度は借金の返済のためにさらに借金をするようになる場合があります。このような状態を世間では「自転車操業」といいます。

家計が「自転車操業」状態になると、収入は「給料」と「借金」になり、支出は「生活に最低限必要な消費」と「借金の返済」のみになってしまいます。酒でいいかえると「連続飲酒」といって、アルコールを体内から切らさないように一日中飲酒している状態がこれに相当します。生活に最低限必要な食事や睡眠ぐらいはとるでしょうけど、それ以外のほとんどが飲酒ということもあります（食事や睡眠もまともにとらなくなることもあります）。タバコで喩えると、チェーンスモークといってニコチンを体内から切らさないように一日中喫煙している状態に相当します。違法薬物でもこのような状態になり得ますし、スマホの場合には、一日のほとんどをオンラインゲームやSNS、インターネット動画などに費やしている状態に相当します。

さて、零細な町工場が借金をして「自転車操業」になっても、フィクションの世界では、破産寸前で自社商品がバカ売れしたり、たまたま道端で助けたおじいさんが大金持ちで資金援助を受けたりして立ち直るのですが、現実の世界ではそうはうまくいかないことが多いようです。借金自体がふくれ上がることや、何かの不意な出費が原因となって、「自転車操業」もやがて回せなくなり、「返済困難」に陥ります。

アルコールの場合は大量の連続飲酒を続けると、特に高齢者の場合はすぐ体がもたなくなりますし、若者でもそう長期間大量飲酒はできません。多くの違法薬物でも同様です。ギャンブルや違法薬物の場合では、まず最初にお金が底をつきます。借金でいう「返済困難」の状態です。体やお金がもたなくなると、いずれ何らかの手当てが必要になります。

ところが、タバコやスマホ、オンラインゲームの場合では少し状況が異なります。チェーンスモークで一日に百本タバコを吸い続けても、すぐに肺がんや肺気腫（肺の組織が壊れて穴だらけになる病気）、心筋梗塞にはなりません。参考までにですが、肺がんの罹患者数が多くなるのは、五十代以降です。タバコを吸いながらでも仕事はできます。最近タバコは税率が非常に高いのでぜいたく品ですが、経済的に破綻するほどの値段でもありません。「自転車操業」の状態を、ある程度長く続けることは可能です。ここが怖いところなのです。

スマホやオンラインゲームの場合も同様です。一日のほとんどをスマホのSNSやオンラインゲームに費やしても、（運動不足になったり、食事や睡眠時間が乱れることはあるかもしれませんが）短期間で体を壊すようなことにはなりません。青少年の場合は、特に体がもちます。親がWi-Fiや電気、食事などを含めた最低限のライフラインを維持すれば、経済的にもそう簡単には破綻しません。親が最低限のライフラインを維持しない、もしくはできなくなると（借金でいう「返済困難」の状態）破綻に陥ることになりますが、一般的にかなりの長期間にわたって「自転車操業」の状態を続けられます。当然、「借金状態」や「自転車操業」状態が続くと、依存症は重症化していきます。

「自転車操業」状態になると、何となくまずいと感じて、依存症から自ら抜け出そうとするのではないか？　と考える方もいるかもしれません。もちろん一部の人は、依存症の「自転車操業」状態になる前、もしくはなってからでも自ら（もしくは周囲の勧めから）決意して、回復に向かいます。しかし「自転車操業」状態になっても、当面の生活に強く困窮しなければ、依存症からの回復を先送りにしてしまう人も多くいます。その理由は、次の項から述べますが、依存症からの回復の道はとても困難だからです。

さて、借金の世界では、返済困難の次は返済不能です。そして「破産」になります。または夜逃げや海外逃亡によって無理やり借金から逃れられるかもしれません。が、依存症とはいわば、「自己の脳内借金」なので、これを支払わずに逃れることはできません。夜逃げも海外逃亡も効かず、清算するしかない――。

でも、安心してください。依存症の世界は現実の借金の場合と異なり、生きている限り返済不能に陥ることはなく、破産という事態はありえません。そしてこの「脳内借金」を返済して、**必ず回復することは可能**なのです。

さっそく、依存症からの回復について見ていきましょう。

依存症からの回復

依存症になってしまう人もたくさんいますが、回復する人もたくさんいます。

前述のように、ここでは依存症を借金に喩えました。借金を返済すれば、借金生活から脱却できます。依存症では借金の場合と同様に、依存物に頼らず（新たに借金を作らず）に「負の強化」（借金）を返済すればよいのです。依存症からの回復が借金の返済と異なる点は、借金の返済は自ら返済計画を立てられるのに対して、依存症からの回復は、自分の意思とは関係なく脳が勝手に回復していく点です。

離脱状態

もちろん、脳が勝手に回復していくためには条件があります。それは、依存物の使用を「すべて止める」、そして「止め続ける」ことです。

では、その段階を追っていきましょう。

それまで依存物を用いていた依存症の人が使用を止めると、もしくはアルコールや違法薬物による効果が減少（消失）してくると、まずは「負の強化」による不快な気分などが生じます。この「負の強化」は「依存物を使用したい」という欲求（欲求不満）になって現れることもありますし、イライラ感やうつ気分、空虚な感じ、物足りなさなどで現れることもあります。

アルコールや違法薬物を止めた場合には、幻覚（そこにない物が見えたり、他の人には聞こえない音が聞こえること）が出たり、せん妄（夢だか現実だかわからなくなるような状態）を呈することがあります。スマホやゲームを止めた場合には、幻覚が出たという報告はありますが、せん妄が出現することは原則としてありません。使用していた依存物の種類や使用状況、さらに個人の特性や状況によってその強度と症状、期間はそれぞれ異なります。

このような依存物を止めた直後の「負の強化」による不快な気分などの症状を、「離脱症状」や「禁断症状」、そしてこの時期のことを「離脱期」といいます。

この「離脱期」の期間は、三日ぐらいの人もいれば、二週間より長い人もいるようです。これを借金に喩えると、新たに借金（依存物の使用）をせずに、生活が困窮する（離脱症状）のを我慢して、無理やり返済している状態に当たります。

「離脱期」には「負の強化」による不快な気分がひどく高まるのですが、これからほぼ確実に逃れる方法があります。それは、「依存物」を再び使うことです。アルコール依存症の人であれば飲酒をすること、スマホ依存症の人であればスマホやオンラインゲームをすることです。そうするとこの苦しい「離脱症状」は速やかに消失します。借金でいえば、新たに借金をせずに返済している（依存物を使用しない）ので、生活がひどく困窮してしまい（離脱症状の悪化）、生活の困窮（離脱症状）に耐えられずにまた借金（依存物の使用）をすることに相当します。依存物を使うと、苦しい「離脱症状」は消失するために、ほっと一息つくことができます。しかし、依存物の効果が切れると「負の強化」による不快さがぶり返すため、依存物を再び使用し、依存状態に逆戻りしてしまいます。

回復と再燃

では、離脱状態（離脱期）を何とかやり過ごした後はどうなるでしょうか？

その後も再使用せずに依存物を止め続けると、「負の強化」による不快な気分は次第に減っていきます。つまり、依存物を使用したいという欲求やイライラ感などは、時間とともに次第に減っていくのです。

一カ月、二カ月、半年、一年と、「負の強化」は、依存物を止めた直後より徐々に減少します。最終的には、日常生活において「負の強化」を感じることはほとんどなくなります。アルコール依存症の人であれば酒を飲まなくても平気で、酒を飲むことをほとんど考えないような状態になりますし、スマホ依存症の人であれば、スマホやオンラインゲームについてほとんど考えなくなります。借金に喩えると、新たに借金をせずに返済が進み、ほとんど返済しなくてもよい状態になったことに相当します。

とはいえ、ここでも注意が必要です。

借金はすべて払い終わるとゼロになりますが、依存症の「負の強化」はゼロに近くなりますが、完全に消滅することはなく、時々再来します。「負の強化」がゼロになるわけではないというのは、たとえば近くで依存物を使用している人を見たときや、依存物の広告などを見たとき、ストレスや疲れが強いときなどに、「依存物への欲求」が一時的に高まる状態があるということです。それが「負の強化」の再来です。

こうして時々「依存物への欲求」が出現するものの、日常生活において「負の強化」そして「依存物への欲求」を感じることがほとんどなくなった状態が、「依存症から回復した」段階です。依存物を長期にわたって止め続けた依存症の人は、依存症ではない人とほぼ同じ状態になるのです。

しかしながら言うは易く、行うは難《かた》し。回復までの道のりが険しいのが、依存症の特徴のひとつです。

そもそも不快な離脱症状を耐えるのは、本当につらいことです。日々の学業や仕事、生活のストレスから逃れるために、少しぐらいならと「依存物」を使ってストレスを解消したくなることもあるでしょう。では、適度に依存物を使うことを目指した場合にはどうなるでしょうか?

結論から述べると、よほど気をつけていないと、もしくは気をつけていても「自転車操業」状態に逆戻りしてしまいます。そしてそこから容易に「返済困難」に陥ってしまいます。

依存症の再燃についても、詳しく述べていきましょう。

依存物を止めてからまもなくの「離脱状態」は、「負の強化」による不快な気分が大きい状態です。そこから逃れるために依存物を使用すると、それがもたらす「正の強化」による快楽により「負の強化」はすぐに解消されます。しかし依存物を使用しなくなる（効果が切れる）と、また強い「負の強化」が襲いかかります。そうなると、人は「負の強化」の解消のための選択として、依存物に躊躇なく手を伸ばすことが多い。こうして依存症が重症化してしまいます。

では、しばらく依存物を止め続けた（離脱状態を越えた）状態で依存物を再使用したら、どうなるのでしょうか。その頃には「負の強化」はある程度小さくなっています。

「自転車操業」状態や「返済困難」にならないように、今度こそ気をつけて、依存物を使えばよいのではないかと考える人もいるでしょう。

しかし、これもうまくいかないことが多いのです。

最初に依存物を使用してから依存症の状態になるまでよりも、二回目以降に依存物を再使用したときのほうがより早く依存症の状態に戻るとされています。アルコールの場合には顕著で、最初に飲酒を始めてから依存症になるまでに何十年かかった人でも、一旦止めて依存状態から脱却し、その後再飲酒すると、たちどころに依存状態に逆戻りしてしまうことも稀ではありません。

この状態を、「再発準備性が高い」といいます。簡単にいえば、**脳が依存物の味を覚えているので、依存物の再使用で早期に依存状態に陥る場合が多い**ということです。借金でいえば、二度目の借金は初回よりも「利子」がひどく高いので、容易に「自転車操業」状態や「返済困難」に陥りやすくなるのに当たります。

このように依存物・依存症には極めてやっかいかつわかりにくい性質があり、その長い歴史にもかかわらず未解決要素が多い深刻な課題の一つです。

しかし、人間もただ依存物・依存症に騙され、食われ続けてきたわけではありません。依存物・依存症の欺瞞を見抜き、敢然と闘った偉人もいます。これら先人の偉業は、スマホ依存症対策にも参考になると思われます。

次章で、その歴史の一部を紹介していきましょう。

Q&A

Q&A 3
ゲームやネットの使用に“反動”はあるか

Question

オンラインゲームやインターネットを幼年期に禁じていると、のちにできるようになったときに“反動”でさらにのめりこんでしまうのではないかと心配なのですが、どうなのでしょうか？

Answer

依存物を使用していなかったからといって、やり始めたときに、“反動”でたくさんしてしまうということはありません。たとえば、酒やタバコを30歳まで嗜まなかった人は、中年になって始めてから“反動”が出るかというとそんなことはありません。

オンラインゲームやインターネットの場合、それを与えていない家庭の子どもは、自分ができないのを我慢しなくてはなりませんが、これは前述の「正の強化（ゲームによって得られる快楽）」の我慢が脳内で生じる変化です。しかし、早期からゲームを与えていると、その後、依存しやすくなります。そして依存症によって「負の強化（ゲームをしていないと不快になること）」が生じます。人間は、快楽を我慢することはそれほど困難ではありませんが、不快を我慢し続けることは困難です。

依存症の観点から述べると、遅くにゲームやネットを与えて依存するのであれば、もし早期からそれらを与えていたら、もっと激しく依存していたのだろうと考えられます。

第3章　依存物との闘いの歴史

覚せい剤の発見と広がり

スマホをはじめとするインターネットやオンラインゲームの依存症は近年出現したものです。しかし、有史以前から、人はたくさんの依存物とつきあってきました。

それは、依存物を発見・開発し、さらに生産・使用し、依存症に悩まされてきた歴史でもあります。

その一方で依存物の深刻な危険性を把握し、規制・禁止しようという動きも必然的に生まれてきました。こちらはいわば、「依存物との闘い」の歴史です。

そして、スマホなどその手段（ツール）が変わっても、依存物の性質の根本は既存のものと変わることはありません。今までの「依存物との闘い」の歴史から学ぶことはたくさんあると考えられます。

この章では、日本では製造・販売・使用が強く規制されていながらも検挙者の多い覚せい剤と、比較的規制の少ないアルコールとの闘いの歴史について、そして最後にゲームやインターネットの開発・普及史について述べます。歴史が嫌いな方はこの章を読みとばしていただいてもかまいませんが、先人たちが歩いてきた道を知ることは、それを未来に生かすうえでとても重要です。スマホ依存の解決にも、依存物の歴史を振り返ることが手だてのひとつになることは間違いありません。

まずは、覚せい剤について見てみましょう。

覚せい剤は、脳内の快楽に関与するドーパミンを過剰に放出させることにより、強制的に脳の興奮状態をつくります。しかも依存性も非常に高く、自己抑制がきかなくなるのが特徴です。幻覚・妄想や攻撃性の促進、食欲減退などの深刻な副作用や、急性中毒による死亡例などもよく知られています。

代表的な覚せい剤であるアンフェタミンは1887年にルーマニアの化学者エデレアーヌ博士によって、メタンフェタミンは1888年に日本の薬理学者である長井長義《ながよし》博士によって、最初に合成されました。

これらの薬の作用は発見当初はわからなかったのですが、1933年に、米国の薬理学者がアンフェタミンの服用によって興奮や陶酔感を体験できることを発見します。そして1935年には、アンフェタミンがナルコレプシー発作（急に眠りに陥る発作）に効果があることが発表されています。それによって日本を含め、各国の製薬会社が覚せい剤を製造するようになっていきます。

ちょうどこの後に、第二次世界大戦（太平洋戦争）が勃発します。軍隊では何時間も海上を飛行するパイロットや、夜間の運転が必要なトラック運転手の眠気防止などのために覚せい剤が使われ、日本軍のみならずドイツやアメリカ、イギリスでも使用された記録が残っています。

戦後になり、軍や製薬会社の覚せい剤の在庫が、市中に大量放出されます。それらは格安で販売されたばかりでなく新聞などで大きく宣伝されたため、多くの人々に知られるところとなりました。この時期は覚せい剤の第一次乱用期（1945〜1957年）とされ、国内でも二十万人の中毒者を出したといわれています。この時期には、小学校内のトイレで覚せい剤乱用者によって女児が殺害された「鏡子ちゃん殺害事件」が起こり、大きな社会問題となります。

規制の効果と難しさ

1951年に「覚せい剤取締法」が制定されます。

この法律は、「覚せい剤及び覚せい剤原料の輸入、輸出、所持、製造、譲渡、譲受及び使用に関して必要な取締を行うことを目的（第一章・第一条）」としています。1954年（第一次乱用期）には五万人以上の摘発があり、その後、一旦は収束（1957年から摘発数は三桁に減少）します。ただし、罰則のある規制を国がつくったから覚せい剤が撲滅されたかというとそうではなく、その後2万4372名が摘発された1984年（第二次乱用期）をピークに、1万9937件が摘発された1997年（第三次乱用期）へと続きます。

2017年には、1万284件もこの法律で摘発され、1136・6kgの覚せい剤が押収されました。警察に検挙された1万113件のうち、覚せい剤の使用で検挙されたのは5822件、所持が3285件（他には密輸入や譲渡、譲受など）。同年の再犯率は66・2%（過去十年間に覚せい剤取締法で検挙され、2017年にも検挙された割合）とされています。

覚せい剤使用の罰則は、「七年以下の懲役（覚せい剤取締法/第四十一条の四）」ですから、決して軽いものではありません。それにもかかわらず再犯率が六割を超すのは、覚せい剤の依存性の高さや、日本における薬物依存関連の治療機関が少ないことも要因として考えられます。

依存物に対する罰則や規制の影響も類推してみましょう。規制の影響で正規のプロセスが使えなくなるために、依存物の製造や流通などのコストが上昇し、結果として末端価格が高騰します。さらに依存物使用による罰則によって、何年か刑務所に入ったり、職や家族、知人友人を失うリスクも考慮すると、依存物使用によるコストは莫大なものになります。そして、法を犯して依存物を使うことに対する罪悪感も期待できるでしょう。

しかし、コストの高さは依存物使用に対する絶対的な抑止力にはなり得ません。高い経済力を持つ人にとってはコストの高さは気にならないかもしれませんし、依存症による「負の強化」で生じる不快気分に耐えかねて、犯罪をしてでも依存物を手に入れようとする人もいるでしょう。

罰則や規制が裏目に出る場合もあります。

後述する禁酒法でもそうでしたが、依存物の末端価格の上昇は依存物の製造や流通などに関わる闇組織を肥えさせ、さらなる依存物の製造・流通の強化になり得ます。製造や流通に関する罰則が強化されると、それもコストに反映され、さらに依存物の末端価格の上昇につながり得ます。

さらに、「依存物」を使用した人が罰則を受けると、その人は職を失い、家族や友人知人などの社会的つながりを失うきっかけになり得ます。経済的困窮や孤独感によって不快気分が増すことになり、さらに依存物に走ってしまうことになりかねません。

要するに、**規制や罰則は一定の効果はあげられるものの、それだけでは依存物の脅威を抑止しきれない**ことを示唆しています。

アルコールの「性能強化」

さて、続いてはアルコールです。

アルコールは最も古《いにしえ》より人々とつきあいのある依存物の一つであり、世界中の人々の生活や文化に深く浸透しています。その依存性も、他の違法薬物に劣らず強力です。人はその「つきあい方」において様々な試行錯誤を繰り返してきました。その道のりを丹念に掘り下げるとそれだけで図書館が一つできてしまうほどなので、ここでは軽く触れるにとどめます。さっそく辿りましょう。

アルコールは有史以前に発見され、製造方法がある程度確立され生活に入りこんでいたので、そもそもの〝誕生〟に関わった人や経緯については詳しく知られていません。

ですが、大英博物館にあるブルーの記念碑は紀元前3000年頃のもので、ビールの製造法が刻まれている最古の記録とされています。

酒があれば、飲む人がいる。当然、「酔っ払い」「酒乱」（医学用語での複雑酩酊）も生まれるわけで、「酔っ払い」に関する記載は古代からたくさんありました。有名な例では、旧約聖書にも「酔っ払い」が出てきます。それだけ多くの人が、古くから酒をたくさん飲んでいたということでしょう。

アルコール依存症的な記録も太古からあり、古代ローマでは、要職就任の日も酔ったままだった人や、酔っ払って元老院で寝込んでしまったローマ総督、温泉などどんな場所でも飲むのを止めない人などの記載が残っています。

さて、人が最初に製造した酒は、醸造酒（ビールやワイン、日本酒など）だったのは間違いないでしょう。醸造酒のアルコール度数は、一般に20％より上回ることはないとされています。

一方、酒を蒸留してアルコール度数を高めることがいつから行われていたかは定かではありませんが、古代メソポタミア（紀元前3500年頃）、古代中国（紀元前1100年頃・周の時代）ではすでに行われていたようです。蒸留酒（焼酎やウイスキー、ジンなど）は醸造酒よりも保存性が良く（劣化しにくく）、運搬（流通）が楽になるので、酒の流通に大いに貢献したことでしょう。このことは同時に、少量の酒でも酔いやすくなることから、飲酒による問題を増加させたと思われます。

たとえば、イギリスの版画家のウィリアム・ホガース（1697〜1764年）による二組の版画はかなり有名です。一方は「ビール通り（Beer Street）」という題で、ビールを楽しんでいる肥えた金持ちとにぎわう町などが描かれています。他方の「ジン横丁（Gin Lane）」には汚い路上で「酔っ払い」同士が喧嘩をし、棺桶に遺体が入れられているなど、地獄の様相が描かれている、というものです。この当時は、醸造酒（この場合はビール）は健康に良く、蒸留酒（この場合はジン）は有害であるという認識があったとされています。

余談になりますが、この「性能強化」という流れはアルコール以外でも依存物の歴史でよく認められます。たとえば最近、某芸能人が合成麻薬MDMA所持容疑で逮捕されましたが、その後コカインなども使用していたと供述していることがわかりました。このコカインは、最初はコカ葉という灌木の葉が使われていました。そしてドイツの化学者のニーマン博士が、コカ葉からより依存性の強いコカインを単離したのが1859年とされています。

アヘンはケシ（ソムニフェルム種とセティゲルム種）の実から出る液汁を採取したものですが、1803年にドイツの薬剤師ゼルチュルナーがアヘンからより依存性の強いモルヒネを単離しました。その後、最凶の麻薬とされるヘロインも開発されています。

パチンコにも、常に「射幸性（偶然に得られる成功や利益をあてにする度合い）」をあおるような「性能強化」がなされています。

依存性を高める性能強化はそれだけではありません。「快楽」を得るための利便性を高める手段も、性能強化のうちの一つです。

たとえば、酒は全国各地にあるコンビニで販売されたり、宅配によって入手できたりしますし、インターネットによる競馬の馬券購入なども利便性の向上に貢献しています。こうした「利便性の向上」も依存性を高めているのです。

このように依存物の性能強化には、依存性のある物質・行為を抽出・開発するなど「快楽」の程度を増すものと、利便性を増してより手軽に「快楽」を得られるようにするものがあります。オンラインゲームやインターネットコンテンツなどにも、こうした人為的な強化が頻繁に行われています。現状において、本書のテーマであるスマートフォンは、それ自身の依存性だけでなく利便性という面においても現在最強のツールといえるでしょう。

アルコールの規制

次に、規制の道のりを振り返ってみましょう。

古来、人はアルコールとのつきあいに悩み、その結果様々なアルコールに関する規制をしてきました。すべてを挙げるわけにはいかないので、米国での禁酒法とイスラム教による飲酒の規制、そして日本における未成年者飲酒禁止法の成立について触れます。

米国の禁酒法の誕生と終焉

アルコールに対する規制が成功しなかった例として、よく米国における禁酒法が挙げられます。その実態はどのようなものだったのでしょうか。

17世紀の初めからイギリスは北米大陸で盛んに植民活動を行い、18世紀半ばまでに東部海岸に十三の植民地を開きます。ヨーロッパからの植民者は、酒を持ち込み、さらに製造します。やがて過度の飲酒や乱用が問題になり、人前で泥酔を繰り返す人に対して様々な罰則が科せられるようになります。

さらに禁酒運動も活発化し、「全国禁酒法党」や「婦人キリスト教禁酒同盟」などが組織化されるようになります。

このような禁酒派（ドライ派）に対し、当然飲酒派（ウェット派）も存在していました。しかし酒造業者がお互いに対立していたことや、酒場の風紀改善などなすべきことをしていなかったこと、またウェット派の主張には宣伝臭が抜けきらなかったことなどもあり、効果的な反撃ができませんでした。

ドライ派は各州単位で禁酒法を成立させていき、1919年までに合計三十三州で同法が施行されます。ただしこの禁酒法の内容は千差万別で、蒸留酒のみに言及したものや、他州や海外からの搬入を認めたもの、個人消費目的での自宅でのワイン製造を認めたものもあれば、すべての酒類の製造・販売・流通を禁止した州など多岐にわたりました。

1913年以降、ドライ派は合衆国憲法に禁酒修正条項を加える試みを行います。ちょうど1914年にはヨーロッパを中心に第一次世界大戦が始まります。米国がドイツ等と本格的な戦闘状態に入るのは1917年頃ですが、この時期には国民の愛国心が高揚するのと同時に、禁欲的な生活（アルコールの原料である穀類の節約）を強いる社会風潮が強まります。またビール醸造業者の多くがドイツ系市民であったことも、ドライ派のターゲットとなります。さらに戦争によって連邦政府に権力が集中したことも影響して、1919年1月には合衆国憲法修正第18条（禁酒法に関する条項）が確定されます。そして1920年1月17日の午前0時より、禁酒法は発効します。

さて米国の禁酒法は、合衆国憲法の第18条を修正した「修正第18条」と、その主旨を細部にわたって規定する「全国禁酒法」の二つの法律から成り立っています。後者は、その提案者のアンドリュー・ヴォルステッド下院議員にちなんで、「ヴォルステッド法」とも呼ばれます。この法律では、「飲料アルコールの製造、販売、交換、輸送、輸入、輸出、配達、供給、所有（Ⅱ - 3項）」を禁止しています。前述の覚せい剤取締法では、「覚せい剤及び覚せい剤原料の輸入、輸出、所持、製造、譲渡、譲受及び使用に関して必要な取締を行うことを目的（第一章・第一条）」としています。さて、ここに何か足りないことにお気づきでしょうか。

そうです。**禁酒法は飲酒すること自体は禁止していない**のです。

他にも禁酒法には最初からいくつかの抜け道がありました。まず、宗教行事や医療行為でのアルコールの使用については、許可を受けたものが製造と販売に携わることが許されていました。そして自宅で飲む（個人消費の）ための所有も認められていました。これらは法案を無事に通過させるための各方面への妥協であり、当初から抜け穴が用意されていた規制だったのです。

それ以外にも人々は様々な抜け穴を考案していきます。

最大の抜け穴の一つが「ニア・ビール」だったとされています。これはビールからアルコール分を除去した「代用ビール」であり、おそらく現代でいう「ノンアルコールビール」に類似したものであったと思われます。この「ニア・ビール」のライセンスを取った元ビール会社の数は、何と五百にものぼりました。この「ニア・ビール」の製造は、（アルコール入りの）普通のビールを造り、それからアルコール抜きをするものでした。そのため普通のビールの製造は「ニア・ビール」を造るための合法的な過程となり、問題となりません。ですから、取締官がいないときを見計らって、「本物のビール」を出荷していました。とはいえ出荷中の取り調べもあるため、まずは「ニア・ビール」を出荷し、それにアルコールを注入する「ニードル・ビール」などもあったとされています。

他にも果汁やシロップなどから自家醸造したり、産業用アルコール（ヴォルステッド法で禁止されていたのは飲用アルコールのみ）から飲用アルコールへの精製も行われました。この違法な精製が問題視されて産業用アルコールに非常に毒性の強いメチルアルコール（メタノール）がさかんに混入されるようになったために、１９２０年代後半には毎年四千人以上の死者が出たといわれています。


さて、禁酒法に対するウェット派の反撃も次第に強まります。

それまで連邦政府の全税収のうち、三割以上を酒税が占めていました。禁酒法により酒税が入らなくなった対策として国が個人所得税と法人税を引き上げようとしたため、企業家たちがウェット派に回ります。

ウェット派による反禁酒法プロパガンダも盛んに行われるようになりました。反酒場同盟の指導者のスキャンダルも報じられ、ドライ派に打撃を与えます。さらに１９２９年から始まった大恐慌は禁酒法に大打撃を与えます。大恐慌まで米国は順調に経済発展を続けており、ドライ派はこれを禁酒法がもたらしたとさかんに喧伝していました。しかし大恐慌によって、禁酒法による経済的効果に関する「神話」は崩壊。ウェット派は酒の解禁によって生まれる経済的効果（酒造による雇用や酒税収入、禁酒法施行による赤字の解消など）を説くようになります。結局1933年2月に連邦議会で、「修正第18条」の廃止案が通過し、その後各州の「憲法会議」で議論され、1933年12月5日をもって「禁酒法」は廃止となります。

「禁酒法」は結果として十三年余りで廃止されたために、一般に効果がなかったように捉えられるかもしれません。しかし、アルコール消費量の低減、肝硬変による死者数の減少、酒の価格高騰などの、一定の効果があったことが知られています。

イスラム教の禁酒

7世紀の初め、唯一神アッラーの啓示を受けて神の使徒であると自覚したムハンマドがとなえた一神教が、イスラム教の始まりといわれています。その神の啓示をムハンマドの死後に編集したものが聖典「コーラン（クルアーン）」で、イスラム教は主に中東やアフリカ、インド、東南アジアなど世界中に広がっていきます。

さてイスラム教というと、一日五回の礼拝や、豚肉や酒の禁止、メッカへの巡礼あたりが有名なところでしょうか。コーランには、信徒の生活規範についても数多くの記載があり、イスラム教徒の禁酒もここからきています。大まかにいえば、イスラム教の発祥期にメッカの住民の大量飲酒の弊害が目に付くようになったため、ムハンマドがついに神から全面禁酒の啓示を受けることになったとされています。

世界保健機関によると、イスラム教徒の多い中東諸国では軒並みアルコール消費量も低く、（過去一年間に）飲酒していない人の割合も非常に高いと報告されています。

ですが、ゼロではないのも、事実です。中東にはイスラム教信者ではない人々も住んでいるのですから、ある意味それは当然かもしれません。しかしながらサウジアラビアやイランは飲酒にかなり厳格な国とされ、厳しい取り締まりをしています。それにもかかわらず、両国とも5％近くの人が飲酒をしており、アルコール依存症者もゼロになっていません（ただし、他の国に比べると、かなり低い割合になっています）。

酒の排除やアルコール依存症という病気の撲滅は、国の規制のもとでも完遂できない――長い時間をかけ何世代も教育をして、公的機関による規制も行われてようやく、アルコール消費量やアルコール依存症者を減らすことができる――ほど、アルコールとは手強い依存物だといえます。

日本の「未成年者飲酒禁止法」

「禁酒法」やイスラム教の禁酒は、成人も未成年者もすべて規制の対象でした。一方で、未成年者に飲酒を禁止する法律は、多くの国で採用され継続されています。日本でも「未成年者飲酒禁止法」という法律によって未成年者の飲酒が禁止されていますが、ここではその成り立ちについて見てみましょう。

この法律をつくったのは根本正《しょう》（1851〜1933年）氏です。根本は茨城県の出身で、青年時代は米国留学をしています。「未成年者喫煙禁止法」や「未成年者飲酒禁止法」を成立させた人ですが、他にも小学校教育の無償化や水郡線（水戸と郡山を結ぶ鉄道）の敷設などに貢献した明治〜大正期の国会議員です。今でこそ未成年者が飲酒や喫煙をしてはいけないというのは当然のことのように思われます。しかしこのような法律ができるということは、当時は未成年者であっても飲酒や喫煙をしているのが珍しくなかったということでしょう。

まず1899（明治32）年に根本らが「幼者喫煙禁止法」案を提出したのが端緒です。これには反対する議員もいたようですが、衆議院と貴族院（現在の参議院に相当）を比較的あっさりと通過し、翌1900（明治33）年には「未成年者喫煙禁止法」として成立しています。

そして、翌1901（明治34）年には、根本らによって初めて「未成年者飲酒禁止法」案が提出されました。しかし、酒とタバコでは「依存物」としての格が王様とサラリーマンほど違いました。生活や文化、産業への浸透度がまるで違うという意味です。さらにこの当時の国会では、泥酔議員による演説の妨害や暴行も少なくなかったようです

（今なら辞職ものでしょう）。根本らはこの法案を粘り強くなんども提出しますが、衆議院では六回廃案、貴族院では十二回廃案になっています。この法案に反対する議員の意見と根本らの反論を加藤純二氏がまとめています。少し長くなりますが、現代でも十分に通用しそうな議論です。その一部を次に抜粋しましょう。

◇守れそうもない法律をつくることは、国家の権威を失わしめるのではないか。（吉良元夫議員）

「多くの法律というものは、決して完全に行われる法律というものはないのであります。（略）或いは賭博をする者も沢山ある。しかしながら賭博というものは取り締まりできないから勝手にしろというなら、実に乱脈になる」（根本・以下省略）

◇酒というものは必ずしも悪いものという断定はできない。生活程度が低い時には、栄養上必要なものである。（同議員）

「(酒が) 今日薬用に用いられる所をみても、全く毒の性質のみを有しているものではないといふことは、先ず明らかな事であろうと思ふのであります。(略) 医者などの話では、酒といふものは未成年者と50(歳) 以上の人に特に害がある。(略) 未成年者が酒を飲んだならば、成人となり、徴兵となって国家の兵力から損し、又学力も減じ、ついに国家に対して甚だ不結果を生じる」

◇酒の売上げが減れば租税収入が減るので困るのではないか。(中野寅吉議員)

「租税が減るといふが、これは大なる間違いである。若し酒を飲しませぬでも、日本の利益するもっと良い事がある。その酒の為に或いは五十万、七十万の税が減るからといふけれども、減ってもそれが生産力となって、銀行へ金が入って、これが鉄道を敷く所の資本となり、これが港湾を施設するところの資本となり、これが道路を改良するところの資本となったならば、税が減っても国家を利益するところは大なるものであります」

◇酒は未成年者に対して絶対に害があるといふ学理上のお話を承りたい。（春日議員）
「御医者様には二派ある。東京帝国大学の片山博士の如きは、絶対に悪いという説でありあます。またある御医者様の如きは、少しは飲ませても宜しい（という人もある）（略）酒を飲むことを宣伝する博士は酒屋の顧問であるということを聞いております」

◇酒の害をうける者は百人の中の十人か二十人しか害を受けない。それを僅かの者が害をうけるというだけで法律を以て規定するのは良くない。（清水留三郎議員）
「仮に立派な人の御子様でも、十人が十人善く出来れば宜しい話であるが、若しこれが引っ掛かって十人の中に一人でも酒を飲んで悪くなったら、誠に御気の毒千万である」

明治・大正期の偉人らしく、硬軟織り交ぜた見事な答弁です。

ところでこの答弁ですが、酒をゲームに置き換えると現代でも通用しそうな議論に思えるのは私だけでしょうか。

さて、根本氏の粘り強さは次第に党派を超えた支持者を増やし、そして米国での禁酒法成立も追い風となり、1922（大正11）年3月についに「未成年者飲酒禁止法」は成立しました。その後、取り締まり強化などを含めた改正を経て、この法律は現在まで続いています。

幸い最近では、飲酒や喫煙をした未成年の芸能人やスポーツ選手がニュースになるほど、未成年者の飲酒・喫煙を問題視する風潮が強くなっています。未成年者の飲酒・喫煙を「NO」とする民意が高まっているということなのでしょう。そして、中高生の飲酒・喫煙率も右肩下がり（低下傾向）になっています。

依存物と人間のつきあい

ここまで覚せい剤とアルコールの歴史を見てきました。他にも様々な依存物の歴史がありますが、どれも似たような様相を持ちます。人と依存物の歴史には共通点があることがわかります。

まず、人が依存物を**「発見」**します。当初はその使い方がよくわからなかったりしますが、やがて依存物の**「効用の発見」**をします。依存物は即時的な「快楽」をもたらすので、「これは素晴らしいものだ！」といって人々の間に広く知れ渡り、使われるようになります。その間にしばしば依存性のある物質が抽出されるようになるなどの、**「性能強化」**がなされます。

多くの人々に広まり**「蔓延」**すると、次第に依存物の害による「社会問題が拡大」します。公共秩序の乱れや生産性の低下につながるので、政治的、宗教的、道徳的な**「規制」**が入ります。

しかし「**規制**」ができるまでに、かなり時間を要する場合もあります。覚せい剤の場合には終戦後、日本において一般に「**蔓延**」してから、規制する法律ができるまで数年程度でした。一方でその依存度や離脱（禁断）症状の強さから、最強（図）の依存物とされるヘロインの場合は、1898年にドイツのバイエル社によって鎮痛・鎮咳《ちんがい》剤として発売（1874年に初めて合成）されますが、ドイツでは1921年のアヘン協約の批准まで二十年以上も、薬局で自由に手に入れられたとされています。

「**規制**」によって、依存物の入手コストは必然的に上がります。非正規の手段による製造・流通コストが上乗せされるためです。社会的、道徳的な抑止力とこうしたコスト変動が一定の抑止効果をあげることが多いのですが、残念ながら完全なものではありません。そして規制や罰則自体が依存物の使用に貢献してしまう側面もあるのは先述の通りです。結局撲滅には至らず、油断するとすぐに依存物・依存症による問題が「**再拡大**」します。

さて、人類には克服できていない病気や事故が存在します。その中でも依存物は石コロのように動かないので侮《あなど》られがちです。しかし古代から現在まで死闘を繰り広げても克服できていない、人類最強（図）の敵の一つだとみなして間違いありません。そして近年スマホなどを介したインターネットコンテンツ、オンラインゲームが依存物の列に加わり、さらに人々を脅《おびや》かしつつあるのです。

ゲームの発明と黎明期

スマホ、インターネット依存症で最も依存的使用の報告が多い、ゲームの歴史的経過を見ていきましょう。

「ゲーム」というとボードゲームや屋外でのスポーツなど様々なものを包括しますが、ここでは電子ゲームのことについて述べます。

歴史上でゲームマシンの最古の例として挙げられるのが、スペインの発明家レオナルド・トーレス・ケベードが1912年に完成させた、チェスの最終局面をプレイできる電気式の「エル・アヘドレシスタ」（スペイン語で、チェスプレイヤーの意）です。これは、計算機を利用して作られた最初のゲームです。電気式のアームで白のルークとキングを扱い、対戦する人間が黒のキングを盤面のどこに置いても、電気センサーでその位置を感知して詰ませられる装置であったとされています。

この事例はゲームの**「発見」**に相当するでしょう。

その後、欧米を中心とした計算機やコンピューターの発展に伴いゲームは次第に**「性能強化」**を重ねますが、当時のゲームは研究者などごく一部の人のみが使用でき、またその性能の低さから、依存症とはほとんど無関係であったと考えられます。ただしきっと「面白い」「楽しい」と思ったに違いありません。当時のゲーム使用者の気持ちはわかりませんが、このことは**「効用の発見」**に相当するかもしれません。

米国のノーラン・ブッシュネルは一人遊び用の宇宙シューティングゲームを開発し、その試作機を1971年に完成させます。これをナッチング・アソシエーツ社に売り込み、同社から「Computer Space」と名付けられた史上初の業務用ビデオゲーム機が製造されます（ただしこのゲームはあまり売れなかったようです）。

1972年には初の家庭用テレビゲーム機である「ODYSSEY」が発売となり、これは8万5000台の売り上げを残しています。これ以後、様々な業務用・家庭用ビデオゲーム機が大量に製造・発売されていくことになります。いわゆる、**「蔓延」**の期間です。なおブッシュネルは、1972年に有名なアタリ社を創設し、ピンボールゲームの「ポン」など様々なビデオゲーム開発を進めていきます。

日本においては、1973年に前述の「ポン」と類似した「エレポン」や「ポントロン」などのビデオゲームが発売されています。

1978年にはタイトーから「スペースインベーダー」が発売され、国民的なブームを巻き起こしています（「蔓延」）。三年前の1975年にはエポック社から、日本初の家庭用テレビゲーム機である「テレビテニス」が発売されています。その後、様々な業務用・家庭用ビデオゲーム機が製造・販売されていきますが、米国でも、1977年にカートリッジ交換式のテレビゲーム機「Atari 2600」が登場します。

日本でも同じ形式のテレビゲーム機がいくつか発売されますが、1983年に任天堂から発売された「ファミリーコンピュータ」は、84年末までに300万台を超える普及台数を達成して社会現象にもなりました（「蔓延」）。読者のみなさんの中には、青少年時代に「スペースインベーダー」や「ファミリーコンピュータ」のお世話になっていた方も、かなり多いのではないでしょうか。こうしてコンピューター技術の発展と共に、ゲーム機やソフトなどの性能強化が着々と行われていったのです。

そのうちの決定的な「**性能強化**」、それが、ゲームとインターネット技術の合体でした。

オンラインゲームの誕生

ここで少々、インターネットの歴史について触れます。

インターネットの起源は、1969年に米国にできた都市（長距離）間のコンピューター同士を接続した「ARPANET（Advanced Research Projects Agency NETwork）」とされています。

１９７０年代より日本でも、大学の研究室内やオフィス内などのコンピューター同士を接続したローカルエリア・ネットワークが研究されるようになります。日本での長距離ネットワークのさきがけとしては、１９８４年の大学間のコンピューター同士をネットワークでつないだ「ＪＵＮＥＴ（Japan University NETwork）」が有名です。

ゲームの世界もインターネットと結びつくことによって、飛躍的な進化を遂げました。オンラインゲームの誕生です。

米国のイド・ソフトウェア社は１９９２年にパソコン向けのゲーム「Wolfenstein 3D」を発売、このゲームは自分が銃を握る手ごと画面に描画され、自分自身もキーボード操作で移動するという一人称シューティングゲーム（First Person Shooter／ＦＰＳ）でした。イド社は翌１９９３年に「DOOM」というＦＰＳをリリースしますが、このゲームはパソコンをネットワーク接続することで四人までのプレイヤーが協力・対戦でき、オンラインゲームの萌芽とされています。そして１９９７年に、「ディアブロ」や「ウルティマオンライン」という、インターネットによる大規模多人数同時参加型ロー

【図表3-1】
人と依存物の歴史（ゲームと覚せい剤の場合）

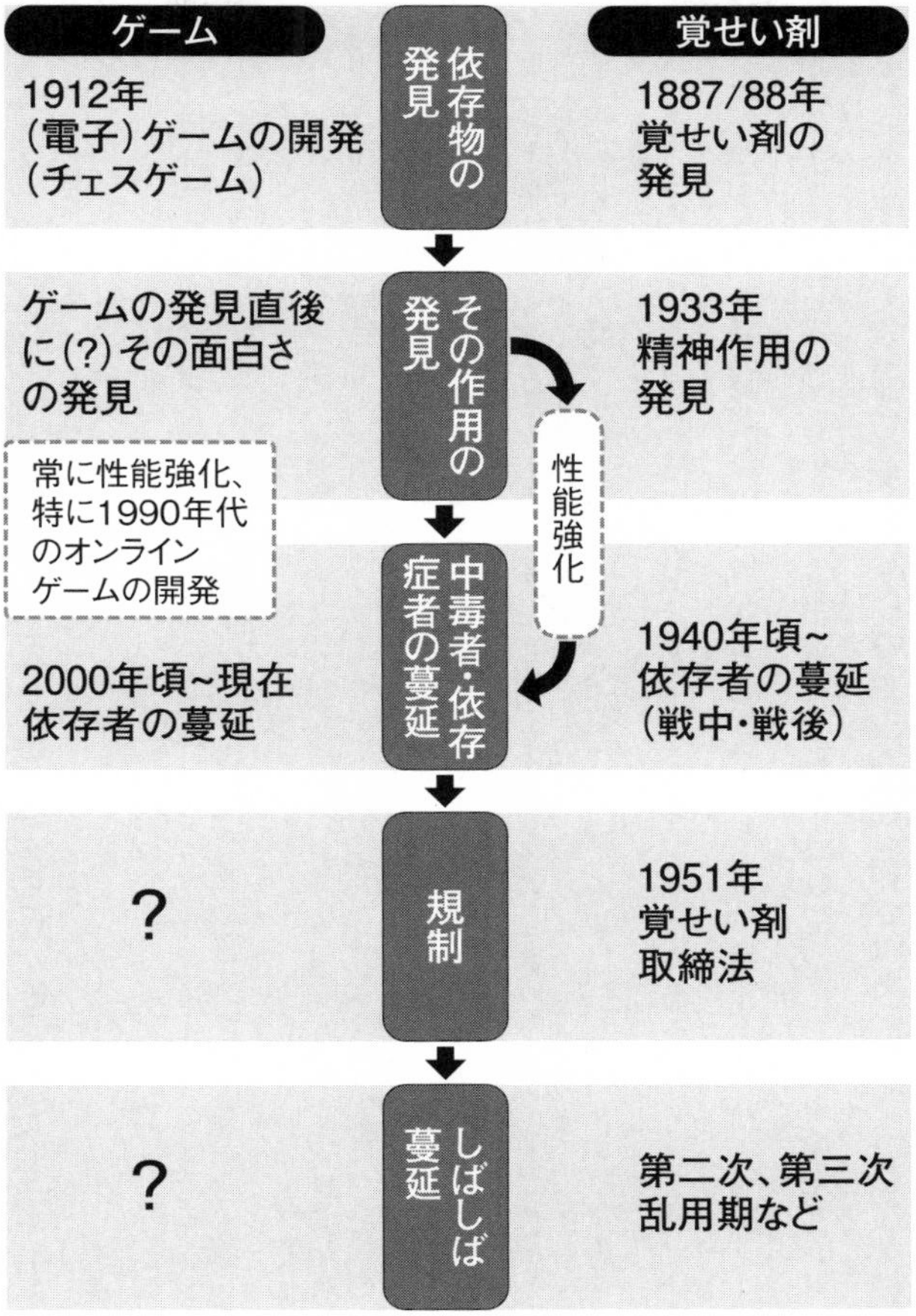

ルプレイングゲーム（Massively Multiplayer Online Role-Playing Game／MMORPG）が登場します。

オフラインとオンラインゲームの違いは、何でしょうか。

それまでの（インターネットにつながっていない）オフラインゲームではソフトウェアに搭載できる情報量に限界があるため、たとえば家庭用のロールプレイングゲームなどでは、100時間程度でクリアできるものが多かったと思われます（もちろん、ゲームの種類やプレイする個人によって差があります）。スポーツゲームやシューティングゲームなどは複数でのプレイも可能でしたが、主に友人などと一緒に楽しむものでした。そしてゲームセンターや喫茶店などに設置されているアーケードゲーム機をプレイするにはそのつどお金がかかり、営業時間という縛りもありました。私の住んでいた地域（札幌）では、中学生以下のゲームセンターへの出入りが禁止されていたことを憶えています（ゲームセンターへの出入りがばれると、学校の先生に説教されていました）。つまり、ゲームセンターにはこっそり行くものであり、たとえ行ったとしても大人たちやそこにたむろしている不良たちの目を気にしながらというような環境で、安心してプレイに没入できるようなものではなかったでしょう。

そしてオンラインゲームには、終わりがありません。

オフラインゲームには有限性があり、飽きることができました。飽きるというのは、依存症の発症を妨げる重要な因子です。それに対しオンラインゲームは、いつでも利用可能で常時更新されるエンタテインメントであり、飽きることができないように設計されているのです。

オンラインゲームでは、いつでも世界中の人とつながれます。インターネット上で一緒にプレイを楽しみながら、ゲーム会社からしばしば追加される新しいコンテンツを共有できる。こうしてオフラインゲームと比較して圧倒的に飽きない、飽きのこない環境で遊び続けることができます。**この無限性が依存症につながり得る**のです。

ましてやコンピューター自体やオンライン機能によるゲームの性能向上は、より多くの「快楽」（より楽しい）をもたらします。オンラインゲームが開発されたことによって、ゲームの依存性が格段に増したのは疑う余地がありません。

インターネットメディアの依存的性質

依存性が格段に増したのはゲームだけではありません。

インターネットのない時代からメディア（情報媒体）はたくさんありました。テレビやラジオ、新聞、雑誌、本、手紙、電話、ビデオ、映画、交換日記など多種多様なものです。

しかし、これらのメディアは制約が多いものでした。

たとえば、家で〝一日中テレビばかり見ている子ども〟は以前から社会問題でしたが、子どもの興味のある番組は、一日のうちせいぜい数時間程度しかなかったでしょう。そもそも昭和の時代では、テレビは一家に一台の家庭が多く、子どもたちが見たい番組をいくらでも好きなように見られる環境にはありませんでした。つまり、〝一日中〟は文字通りの意味ではなく、あくまでも表現的な意味合いだったのです。

手紙も同様です。毎日、手紙を書く。一日中、手紙を書く。このような表現も、実際には手紙が相手に届くまでにはある程度の時間がかかり、返信されるまでにもそれなりの時間が必要です。要するに、一日中ひっきりなしにやりとりすることは不可能でした。

これらの点が、インターネットは異なります。

既存のメディアから進化したインターネットは、大量の情報を瞬時に相互に送ることができるため、時間の様相を変えてしまいました。既存メディアの欠点のほとんどを補っているといわれるほど、「双方向」しかも「個別」に「同時に」機能します。それゆえ、やりだしたらきりがない「依存的性質」を備えるメディアになりました。「使用中止」の判断はあくまでも**自分の手、自制心にゆだねられているメディア**なのです。

こうした依存的使用に関する報告が最も多いのはゲームのようですが、SNSや動画、メッセージアプリ（LINEなど）、掲示板、情報サイトなどの依存的使用もあります。

そして買い物依存症やギャンブル依存症も、インターネットが介在することによって

（オンラインショッピングやギャンブル要素のあるアイテム課金など）、その様態を急速に変えています。

しかもそれらすべてを「携帯可能」にし、いつでもどこでも「手軽」に、「快楽」を「飽きにくい」性質のあるインターネットコンテンツで利用可能にしたのが、現在最強の依存物の一つであるスマホなのです。

第4章　スマホ依存症の実態

スマホ依存の正体

ケース1◆13歳男子スマホ依存症・ゲーム障害

私が勤める久里浜医療センターには、インターネットやゲームの依存症者が数多く受診します。ここでは、プライバシー保護の観点から特定の受診者ではありませんが、典型的なスマホ依存のケースを紹介します。

A君は公立中学校に通う一年生です。両親と三人暮らしをしています。父は公務員をしており、母は専業主婦をしています。

中学一年の二学期に入ってからA君は不登校状態が続き、部屋にひきこもってスマホばかりいじるようになり、深夜まで起きて、昼過ぎまで寝ているようになりました。こんな生活が続いているということで、秋になった11月に、母と一緒にしぶしぶ受診しました。

臨床心理士が聴取した病歴では、幼少時には発語・発育などには特記事項なく、三歳から通っていた幼稚園では、やや落ち着きないところはあったものの、特に問題なく過ごせていたということです。小学校時代は、時々教科書や宿題を忘れたり、整理整頓が苦手で机の中は乱雑であったりしたものの、友人も多く、成績も比較的良好でした。

一方、小学一年生のときから、A君は携帯ゲーム機でゲームを始めるようになります。当時は一日一時間までのルールをおおむね守っていました。それまで親のスマホで時々動画を見せてもらったりしていましたが、本格的にインターネットを使い始めたのは小学三年頃からです。それでも家にあるパソコンや親のスマホを借りて、動画視聴や情報検索をする程度でした。

ところが、小学五年生の二学期の半ば頃から、学校の友人とゲーム機で、とあるアクションゲームを始めるようになり、親が注意しても次第に夜遅く（零時過ぎ）まで起きているようになります。それまで通っていた学習塾や水泳教室も休みがちになりました。朝も一人で起きることができず、母に起こされて何とか学校に行くという状態になりました。

中学校に入り、卓球部に入部します。「友達がみんな持っているから」ということで、学習塾にきちんと通うという条件付きで自分専用のスマホを買ってもらいます。今度は、学校の友人とスマホでシューティングゲームをするようになります。友人とゲームをする時間は増えていき、就寝時刻は午前一時すぎに。学校には通っていましたが、どうしても朝起きることができず、一週間に一日程度遅刻するようになります。卓球部は顧問の先生が嫌いだということで、6月過ぎから行かなくなってしまいました。そしてゲームつながりの学校の友人数人と仲良くしていました。

夏休みに入ると、学友の他に不特定多数の人と深夜にかけてゲームをするようになり、朝六時頃に就寝するようになります。昼は寝て夕方近くに起床し、しばらくゲーム実況などの動画を見て過ごしてから、夜はゲームに没頭します。学習塾にはさっぱり行かなくなりました。親が見かねて注意をしてもほとんど無視され、深夜だけでもスマホを預かろうとすると、暴力を振るってでも取り返そうとするので手が出せません。

二学期が始まって二日目までは、徹夜をしても何とかそのまま学校に行っていましたが（学校ではほとんど居眠り状態）、三日目には朝方に寝てしまい学校を休んでしまいました。その後は夏休み中同様に、朝方に就寝して、夕方に起床。その後深夜にかけてゲームばかりする生活に戻ってしまいます。家から外に出るのは二週間に一回程度、夜にコンビニに買い物に行くときだけです。両親ともあまり話をしなくなり、食事は夕食の一回と（しかも五分ぐらいで急いで平らげます）、深夜に冷蔵庫にあるものやカップ麺を食べる程度です。勉強は全くしていません。一週間に一回、夕方の時間に担任の先生と会いに学校に行く約束をしていますが、結局一カ月に一回ぐらいしか行けていません。

ケース2◆16歳男子タブレット依存症・ゲーム障害

前のケースは依存症が重症化してから比較的早期に受診しましたが、このケースは重症化してからしばらくたってからのケースです。ケース1と同様に、プライバシー保護の観点から特定の受診者ではありません。

B君は通信制高校一年生です。両親と小学六年生の妹と四人暮らしをしています。両親は共働きをしています。必修のスクーリングもほとんど出席せず、レポートもほとんど手をつけていないので、単位をとれる見込みがありません。昼夜逆転の生活をして、起きている間はスマホばかり触っているとのことで、12月に両親だけが受診しました。両親は本人に受診を促しましたが、嫌がって来院しませんでした。

臨床心理士が聴取した病歴では、幼少時には発語・発育などには特記事項なく、三歳から通っていた幼稚園では、おとなしく一人遊びが好きな傾向にあったものの、特に問題なく過ごしていました。好き嫌いが見られ、食べられない野菜や魚の種類は多いようでした。小学校に入ってからもおとなしいほうで、一緒に遊ぶ友人は二、三人だったということです。体育は苦手なほうでしたが、その他の科目の成績は優秀でした。

友人がみんな持っているという理由で小学三年生のときに親が携帯ゲーム機を買い与えてから、B君はゲームを始めます。当初は「一日三十分まで」のルールを守っていました。小学四年生から親の勧めから中学受験の塾に通うようになります。ゲームの時間は次第に伸びていきましたが、勉強にはあまり悪影響を及ぼすことはなく、塾にもきちんと通っていたので、親もあまりうるさく注意をしませんでした。

受験では第一志望は合格できませんでしたが、第二志望の中学校（中高一貫校）には入学できました。家から遠い学校に通うので、自分専用のスマホを持つことになりました。ところが入学した中学校は宿題も多く、毎日のように小テストがあるので気が抜けない生活になりました。

部活は生物部に入部します。そこでは一人、同級生の友人ができました。その友人とスマホで一緒にゲームをするようになります。こうして中学一年の頃はあまり問題なく通学できていました。

中学二年生でクラス替えがあり、気の合う友人がいなくなってクラス内で孤立しがちになりました。しかも9月頃に生物部の友人とも些細なことから仲違いをしてしまい、部活にも出なくなってしまいます。11月には風邪をひいて一週間ほど学校を休みます。この頃から某シューティングゲームに没頭するようになり、就寝時刻が午前一時を過ぎるようになりました。朝起きることができなくなり、週一回ぐらいの割合で学校を休むようになります（起きてから登校すれば遅刻ですむのですが、それは嫌で欠席してしまいます）。成績も急降下し、冬休みには補習授業を受けることになりましたが、結局行きませんでした。三学期には就寝時刻が深夜二時を過ぎるようになり、週二回のペースで学校を休むようになります。

中学三年生になり、4月中は週一回のペースで休みながらも登校していましたが、5月のゴールデンウィーク中に就寝時刻が朝の四時頃になり、休み明けには完全に昼夜逆転して学校には行かなくなってしまいます。二学期以降も同様に全く学校に行かず、昼夜逆転は続き、家にひきこもってゲームや動画に没頭する生活になってしまったため、中学校卒業後は別の通信制高校に行くことになりました。

高校に入ってから、4月に三回スクーリングに行きましたが、やはり昼夜逆転は治らず、5月からは全く行かなくなりました。

最近では、深夜三時頃までシューティングゲームに没頭し、朝六時頃に就寝、起床は昼過ぎです。起床してからは、母が作り置いた昼食をとり、タブレットで動画などを見ます。夕方五時頃からは、自室でシューティングゲームを始めます。特定の友人とプレイしているわけではないようです。家族が寝静まった零時頃に、一人で夕食をとります。妹は中学受験で忙しく、ひきこもりがちな兄に批判的で、ほとんど話をしなくなりました。母とは必要最低限のことを話しますが、父との会話はほとんどありません。この二カ月間は外出した気配はないようです。母が外食や買い物に誘うこともあるのですが、ゲームに忙しいのか、最近では部屋からあまり出てこなくなりました。

さて、ケース1では「注意欠如多動性症」の傾向が、ケース2では「アスペルガー症候群」の傾向があるようです。これらは中学生活に影響を与えていたと思いますが、ゲームが絡まなければもっと別の展開になっていたことでしょう。そして二人ともゲームに没頭し、家族とも話をしなくなる、家にひきこもる、昼夜逆転するという判で押したように似たような生活になってしまっています。

この二つのケースのようなスマホ依存症・タブレット依存症（インターネット依存症、ゲーム障害など）は、スマホをはじめとするインターネットやオンラインゲーム機器の普及が発端となっています。これらはどのような病態で、どのような悪影響を人体に及ぼすのでしょうか。この章では順を追って説明していきます。

インターネットとスマホの普及

前章ではインターネットの端緒が１９６９年であったことを述べました。しかし、一般に普及するのはもっと先のことです。

総務省で行っている通信利用動向調査では、インターネット個人普及率の統計をとっています。１９９７（平成9）年末ではわずか9・２％でしたが、その後急増し、２０１８（平成30）年では79・８％になっています。なお、小学生未満と六十歳以上の世代を除くと90％以上とほとんどの人がインターネットを個人利用しています。

幼児・児童・青少年世代ではどうなっているのでしょうか。２０１７（平成29）年の内閣府による調査では、二歳児の37・4％、九歳では89・9％がインターネットを利用していました。この世代では親と共用のスマホを使っている人が多く、利用内容のトップ2は動画とゲームです。2018年の調査では、小学生の85・6％、中学生の95・1％、高校生の99・0％がインターネットを利用しています。自分専用のスマホを所持している人は、おおむね小学生の13％、中学生の49％、高校生の93％程度のようです。様々な調査結果を見ても、中学生のスマホ所持率は5～7割程度のようです。「みんなスマホを持っている」といって自分専用のスマホを欲しがる中学生も多いと思いますが、この数字からわかるように、中学生までは「みんな」が持っているわけではないようです。

では次に、医療現場での研究について見ていきましょう。

インターネット依存症の研究

ゲームが医療現場で問題視されるときに、インターネットとの関連性をどうしても考えなければなりません。インターネット依存症の研究が2000年前後から進む中で、次第にゲームの依存的使用も集中的に研究されるようになってきました。ここでは、それらの研究について述べましょう。

1990年代後半からインターネットが一般的に普及します。それと同時に、インターネット依存症が次第に問題化し始めます。しかし、インターネットの歴史はまだ浅く、当初は依存症の可能性を探る共通した基準がありませんでした。共通基準がないと、それぞれの研究結果を比較・検討することができません。そのため、依存症の診断基準の作成が急務となりました。

1990年代後半に、米国のヤング博士は、八項目のDiagnostic Questionnaire（診断質問票：DQ）と二十項目のInternet Addiction Test（インターネット依存度テスト：IAT）という、二種類のインターネット依存度を測定できる質問紙テスト（スクリーニングテスト）を作成しました。これらのテストは各国で翻訳され、2000年前後から世界中の多くの研究に用いられます。また、2010年前後から広く普及した、スマホ依存症に関する研究も行われます。こうしてこの領域の研究が急速に進みました。

何人かの研究者が、私的にインターネット依存症の診断基準を提唱します。しかし、私的に作成された診断基準はなかなか世界標準のものとはなりえず、あまり広く用いられませんでした。

何に依存しているのか?

同じ時期に日本でも、青少年を中心にインターネット依存症の問題が広がり始めます。厚生労働省研究班による中高生を対象とした調査では、先述の診断質問票の8点満点中5点以上のインターネット依存症が疑われる人は、日本全国で約93万人と推計されています。総務省で行われた一万人規模の調査では、中学生の5・7%、高校生の4・6%にIAT得点70点以上のインターネット依存症が疑われたと報告されています。

ところがインターネット(スマホ)依存症の研究には、問題点が指摘されるようになります。たとえば、いつもグラスにウイスキーを注いで飲んでいるアルコール依存症の人は、他人からすると一見グラスを使うことに依存しているように見えるかもしれません。しかし本人はウイスキー（それに含まれているアルコール）に依存しているのであって、グラスに依存しているわけではありません。

これと同様に、他者から見ると、一見スマホやパソコン、タブレット、ゲーム機などのインターネットが使用できる機器に依存しているように見えても、実際はインターネット機器に依存しているわけではなく、オンラインゲームやSNS、動画などを利用するためにインターネット機器を使用しているにすぎません。インターネット機器で試験勉強をすることに依存しているわけではないのです。

一般的な捉え方としてはどちらでもいいと思いますが、研究としての正確性を期すためには、機器別に捉えるのではなく、行為の種別に捉えるべきだという流れになりました。そこで何人かの研究者が、私的にゲームやSNSに関するスクリーニングテストを作成し、これらの分野の研究が進みました。しかしこれも私的に作成されたものであるために、世界で標準的に用いられるものにはなりませんでした。

たとえば、A病院の基準ではインターネット依存症と診断されていても、Bクリニックの基準では別の診断になるのでは、患者さんも医療関係者も困ります。研究を進める上でも同様です。そこでA病院でもBクリニックでも他の所でも、統一された診断基準が求められるようになります。

インターネットゲーム障害

現在、精神疾患の診断基準で日本および世界で用いられているものが、世界保健機関で発行している「国際疾病分類：International Statistical Classification of Diseases and Related Health Problems：ＩＣＤ」と、米国精神医学会の発行している「精神障害の診断と統計マニュアル：Diagnostic and Statistical Manual of Mental Disorders：ＤＳＭ」です。

ＤＳＭは主に精神疾患のみの診断基準ですが、ＩＣＤは人間のかかり得るすべての疾病や障害が網羅されています。原則として、日本の保険診療では、ICD分類に従って診断します。

これらの診断基準は時々見直され、2020年現在では、ICDは1995年の第10改訂版、DSMは2013年の第5改訂版が使われています。

DSMの第5改訂版には、「インターネットゲーム障害（Internet Gaming Disorder：IGD）」が、今後の研究のための項目として取り上げられました。正式な基準ではなく、この基準を使って今後研究を進めていきましょう、というものです。ですが、世界的な診断基準の俎上《そじょう》にのせられたことで、ゲーム依存症に関する研究がさらに推し進められることになります。

「インターネットゲーム障害」の診断基準は、次ページ（図表4-1）をご覧ください。総合的に判断してこの九つの基準のうち五つ以上を満たすときに「インターネットゲーム障害」という診断が下されます。

【図表4-1】
DSM−5によるインターネットゲーム障害の診断基準の概要

以下の項目について、9つのうち5つ以上の症状が過去1年間に生じていると、「インターネットゲーム障害」とみなされる

1. **インターネットゲームへの執着**
(ゲームをしたことやすることにとらわれ、インターネットゲームが日々の生活の中で主要な活動になる)
2. **インターネットゲームがなくなった(できなかった)際の離脱症状**
(典型的にはイライラ、不安、または悲しさなど)
3. **インターネットゲームに費やす時間の増幅**
4. **インターネットゲームを自制することの不成功**
(してはいけない環境においても自制できない状態)
5. **インターネットゲームのせいで生じる、ゲーム以外の過去の趣味や娯楽への興味喪失**
6. **心理的、社会的に問題があるのを知りながらの、インターネットゲームの過度な使用継続**
7. **家族、治療者、または他者に対するインターネットゲームの使用程度についての虚言**
8. **否定的な気分(無力感、罪責感、不安)を避けるため、あるいは和らげるためのインターネットゲームの使用**
9. **大事な交友関係、仕事、教育や雇用の機会に対する、インターネットゲームによる無関心や喪失**

出所:DSM-5

ところで、「インターネットゲーム障害」という診断名を見ると、オンラインゲームのことを指していると思われる方が大半でしょう。ここが少々、複雑なところです。多様なゲームが混在するからです。たとえばダウンロードはインターネット経由であっても、その後はネットに接続しなくてもできるゲーム、または同じゲームであっても、インターネットでできる機能（たとえば多人数プレイ）と、つなげなくともできる機能（たとえば単独プレイ）があります。

それに対し、DSM－5の作成に携わったナンシー・ペトリー氏らは、「（米国ではゲームというとギャンブルを指すこともあるため）ギャンブルと区別するためにインターネットゲームという呼称になっているが、インターネットを経由したゲームかどうかはこの診断基準では重要ではない」としています。つまり、オンライン経由のゲームでなくとも（オフラインのゲームであっても）、この基準に含まれるということです。

DSMの診断基準の中には、ICDよりも実際の疾病の特性を正確に捉えていると評価されているものもあります。しかし、DSMはあくまでも米国の診断基準であり、世界標準ではありません。よって、ICDにおいても、ゲーム依存症の問題を取り上げる動きが出てきています。

ゲーム障害

世界標準であるICDに新しい診断基準を載せるためには、世界中の専門家による一定の意見調整が必要です。そこで2014年8月、久里浜医療センター樋口進院長の主催によって、世界各国の専門家が集まって、インターネットやゲームの依存的使用に関する世界保健機関の国際会議が開催されました。その後、毎年各国で同様の会議が行われ、2018年6月に発表されたICD-11では、ゲーム障害の診断基準（図表4-2）が収載されました。2019年に世界保健機関の総会で承認され、2022年をめどに日本国内でもこの診断基準が用いられる予定です。

この診断基準のポイントになるのが、ゲームが「個人、家族、社会、教育、職業、ま

【図表4-2】
ICD−11によるゲーム障害の診断基準の概要

以下の項目について、持続的または反復的な行動パターンがみられるとゲーム障害の特徴とみなされる

1. ゲームに対して自制が利かない
（開始、頻度、強度、期間、終了、内容において）
2. 他の生活上の興味や日常的な活動よりもゲームの優先度が高い
3. ゲームによって悪い結果が生じているにもかかわらず、ゲームを継続し、またはその使用がエスカレートする

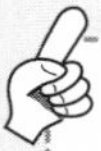

個人、家族、社会、教育、職業、またはその他の重要な領域に重大な障害をもたらすのに十分なほど深刻であり、これらの症状が1年以上続いていること（重症な場合にはもっと短い期間でもよい）

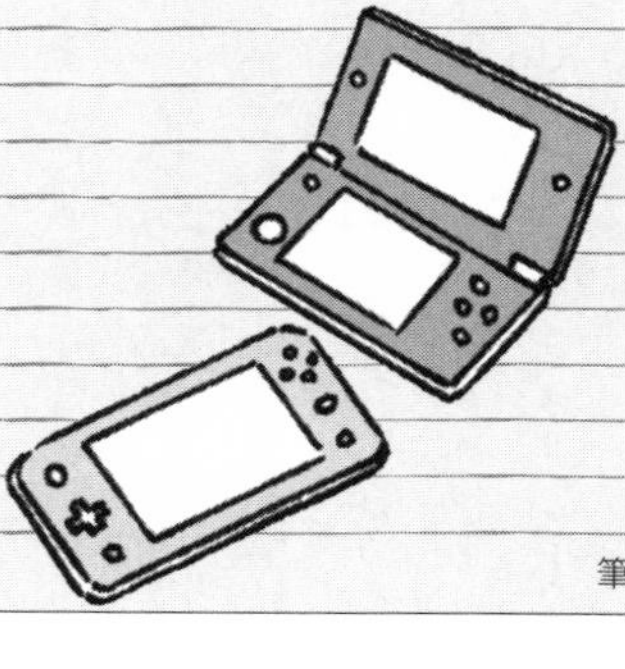

筆者による和訳

たはその他の重要な領域に重大な障害をもたらす……」のくだりです。

「重大な障害」とは、たとえば度重なる遅刻・欠席、不登校、留年、ひきこもり、就労困難（不能）、家族との対立、社会的孤立などの深刻な状態が想定されます。一般に精神疾患では、その症状が社会的活動に及ぼす悪影響の程度によって重症度を判定することが多いのですが、ゲーム障害と診断されるときには、すでにかなり重篤になっている場合が多いのです。

どんな疾病でも同様ですが、重症になってからでは対応が難しくなるため、可能な限り重症になる前に治療する必要があります。ですからゲーム障害の場合は、診断以前（未病のうち）に対応することが、かなり重要な課題となるのです。

オンラインゲーム依存の兆候

インターネットやオンラインゲームの依存症に関して、最も根幹となる（しかし見えにくい）悪影響は、依存物の過剰使用による**「負の強化」**をはじめとした精神状態の悪

化です。この悪影響は、さらなる悪影響をもたらします。たとえば遅刻や欠席をすると、学校の先生や家族の風当たりが厳しくなる。するとますます精神状態が悪くなる。そのために勉強が手につかなくなり成績が落ちる。さらに精神状態が悪くなる……といった悪循環に陥ります。結果としてこうした精神症状が、スマホ依存症をはじめとする依存症をさらに悪化させる向きに働いてしまい、依存症と精神疾患（精神状態の悪化）は相互作用的に悪影響を及ぼす傾向にあるのです。

一方、最も目立ちやすい悪影響は、膨大な時間の消費（浪費）や生活の乱れなどによる社会的影響です。極度の運動不足や食生活の乱れによる身体面の問題や、人間関係（特にリアルな世界で）の悪化、孤立、そしてひきこもりといった症状です。

「浪費」も千円から二千円位ならかわいいものですが、場合によっては家の金銭を何十万、時には何百万円単位で盗み、ゲーム内のアイテム課金などにつぎ込む事態も生じます。

「暴力」や「警察沙汰」なども起こり得ます。たとえば、親がスマホやゲーム機器などを取り上げたり、使用を邪魔したりするときに起きる可能性があります。家の中をめち

【図表4-3】
スマホなどの依存による主な悪影響

学業・仕事 金銭面	遅刻、欠席、留年、退学、転校、成績低下、就労不能、失職、収入減、作業能力低下、浪費（課金など）、詐欺にあう、家事育児困難
精神面	イライラ、うつ、不安、ひきこもり、昼夜逆転、睡眠時間減少、過眠
身体面	やせ、肥満、少食、過食、運動不足、運動機能低下、栄養障害
人間関係	親との不和、兄弟との不和、配偶者との不和、友人の減少、孤立、家族のうつ、家族のストレス、家族の不眠
その他	暴言、暴力、警察沙汰

ゃくちゃに壊す、大けがをさせるような激しい暴力をふるう、包丁を親に向けるなど本当にひどいことが起きるのです。インターネットやオンラインゲームに依存的な人は、これらの機器を取り上げられると、「負の強化」で自分自身が苦しむことを肌感覚でわかっています。そのため、たとえ普段は大人しい人であってもどのようなことをしてでも取り返そうとするのです。中学生以降の世代では、親がスマホなどのオンラインゲーム機器を取り上げるアプローチは、本人がある程度そのことを納得している状態でないと（受験前などでは納得するかもしれません）、たいてい失敗に終わります。

他にも比較的わかりやすい兆候の一つに、睡眠問題があります。

たとえば、中学生の調査では、インターネット依存度が高いほど睡眠時間がより短く、就寝時刻が遅く、起床時間が遅い傾向にあります。特に依存度の低い（IAT得点39点以下）人たちと、依存度の高い（IAT得点70点以上）人たちを比較すると、睡眠時間や就床時刻は、それぞれおおむね一時間程度の差があることが報告されています。私たちの調査でも、インターネット問題使用群（IAT得点40点以上）では、通常使用群（IA

T得点39点以下）に比べて、就寝時刻はより遅く、授業中の眠気をより自覚している生徒の割合が高かったという結果が出ています。私はこれらの悪影響の中で、**就寝時刻の遅延は最も危険な兆候の一つ**だと思っています。

実際、睡眠不足や就寝時刻の遅延は、学校でのパフォーマンスの著しい低下を招き得ます。朝の起床時刻が遅れると、遅刻や欠席に直結します。起床が遅くなって遅刻が必至の時間になっても、あきらめずに登校してくれればいいのですが、遅刻することによって恥ずかしい思いをするとか、先生に叱られる（先生も強く叱責しているようではありませんが……）などの理由から欠席を続けてしまい、そのまま不登校になってしまうケースもあります。そうなると一日の時間を持て余してしまうので、さらにインターネットやゲームをする時間が増えていきます。

実際に報告された「成績の低下」についても見てみましょう。

学業成績については医学的にはあまり問題にしないことが多いのですが、スマホ依存症に関連するいくつかの報告があります。

東北大学加齢医学研究所と仙台市教育委員会の共同調査では、スマホ使用時間が「1時間未満」の生徒のテスト平均点が、「全くしない」生徒や「1時間以上」の生徒よりも高く、スマホ時間が延長するほど平均点が低かったと報告されています。

某大学理工学部、社会情報学部の大学三年生の調査では、ＩＡＴ得点20～29点のインターネット依存度の低い学生の四年生への進級失敗（単位不足、休学・退学など）率は10・5％であったのに対し、ＩＡＴ得点60点以上の依存度の高い学生では進級失敗率は29・3％に達していました。

海外からの報告もあります。レバノンの高校生の調査では、インターネットゲーム障害が疑われる生徒たち（ひと月当たりの平均ゲーム時間74・4時間）の成績評価平均値は10・5ポイントで最も成績が低かったのに対し、より依存度の低いインターネットゲーム障害リスクのある生徒たち（ひと月当たりの平均ゲーム時間20・3時間）では12・1ポイント、リスクの少ない生徒たち（ひと月当たりの平均ゲーム時間12・4時間）では13・4ポイントであったとされています。

合併する精神疾患や発達障害

インターネットやオンラインゲームの依存症は、精神疾患ばかりでなく**発達障害などを合併しやすい**ことでも知られています。

構造化面接法という精神疾患などを同定する質問をインターネット依存症の人に行ったところ、注意欠如多動性症や社会不安症、強迫性障害、うつ病などの合併率が特に高かったと報告されています。このうち注意欠如多動性症については本節で詳述しますが、社会不安症とは大まかにいえば「人前に出ると不安や緊張が強くなる」こと、強迫性障害とは「何かに強くこだわる」こと、典型例では、何度もカギをかけたか確認するとか、手のよごれが気になって何度も手を洗いなおすといったものです。

注意欠如多動性症（ADHD）との合併

では、注意欠如多動性症について説明しましょう。

ここで取り上げる注意欠如多動性症（Attention-Deficit/Hyperactivity Disorder：ＡＤＨＤ）と、次の項の自閉スペクトラム症（Autism Spectrum Disorder：ＡＳＤ）は、どちらも発達障害に分類されます。

発達障害とは、大まかにいえば、「発達の度合いにばらつきがある」ことです。ある分野では正常（もしくはそれ以上の）発育をしているものの、ある特定の分野では発育が遅れていたり、社会生活に何らかの悪影響が生じていたりするときに診断される症状です。この診断は、通常は幼児期に受ける場合が多いのですが、思春期や成人期に悪影響が目立つようになってから発達障害だと診断されることもあります。

その一つ、ＡＤＨＤは、幼児期から多動（おちつきのなさ）や不注意、衝動性の高さ（我慢強くなさ）が目立ち、社会生活などに悪影響を及ぼすことのある発達障害です。そもそも子どもは大人よりも多動で不注意で衝動性の高いのが一般的ですが、それらが年齢相応の程度よりも目立つということです。有病率は子ども世代で３〜５％程度、成人世代で２〜２・５％程度とされています。

たとえば「ドラえもん」に出てくる「のび太君」は、勉強中にはよく貧乏ゆすりをし（多動性）、忘れ物、落とし物が多い（不注意）などのADHD的な特徴が描かれています。

インターネット依存とADHDの関連は広く知られています。たとえば韓国の小学四～六年生の調査では、ADHD傾向の少ない生徒たちはIAT得点50点以上（インターネット依存一歩手前～依存症レベル）が3・2％だったのに対し、ADHD傾向の高い生徒たちでは、32・7％を占めたと報告されています。

台湾の高雄医学大学のコー氏は、ADHDとインターネット依存が高い関連性を示す理由を以下のように仮説しています。

① インターネットは一般に現実社会よりレスポンスが速いので、衝動性のために待つことの苦手なADHD傾向のある人にとって心地よい。

② （ゲーム好きな人は）ゲーム中には脳内に快楽をもたらす神経伝達物質（ドーパミ

ン）が放出されるが、（ＡＤＨＤを持つ人は前頭葉のドーパミン系の神経伝達が不十分であることが知られており）現実生活でのストレスを、インターネットやゲームによる活動で補っている〈インターネットやゲームによって自己治療的にドーパミンを補っているということです。著者注〉。

③　ＡＤＨＤを持つ人はその衝動性のために自己制御がより困難なので、一旦インターネットにのめりこむと自己制御しにくい。

④　ＡＤＨＤを持つ人はその衝動性、過活動、不注意などの症状から現実生活では不適応を起こしやすいが、インターネット上ではこれらの症状が覆い隠される可能性がある〈インターネット上では現実生活よりＡＤＨＤ症状が目立たない傾向にあるということです。著者注〉。

ＡＤＨＤの持つ性質が、スマホなどに依存させやすくしているのは間違いないだろうと思われます。さらに、もともとのＡＤＨＤ症状はさほど強くなくても、スマホ（特にゲーム）依存の影響で「負の強化」の不快さなどによる精神症状の悪化や睡眠問題も絡むことによって、不注意や衝動性などのＡＤＨＤ症状が悪化したように見える面もあろうかと思われます。このように、ＡＤＨＤとスマホ依存症は、相互的に悪影響を及ぼしていると考えられます。

自閉スペクトラム症（ＡＳＤ）との合併

自閉スペクトラム症（Autism Spectrum Disorder：ＡＳＤ）には、広汎性発達障害やアスペルガー症候群などが含まれます。大まかに述べると、ＡＳＤの特徴には社会的コミュニケーションの障害、対人的相互反応の障害（たとえば表情や身振りなどによる非言語的コミュニケーションの欠落）、行動・興味・活動などが限定され反復的（何かにのめりこみやすい）といったことが挙げられます。

このような「対人的相互反応における質的障害」や「コミュニケーションの障害」によって、ＡＳＤを持っている人は学校などでのコミュニケーションが難しいことがしばしばあります。しかしゲームなどの共通の話題があると、対人関係が比較的うまくいったりするものです。ASDの症状のために学校では孤立しがちでも、オンライン上のゲーム仲間とは（共通項があるために）楽しく会話できることがよくあります。「行動、興味、活動が限定していて反復・常同的」の性質によって、たとえば依存物ではない（であろう）数学の問題を解くことや科学研究にのめりこむと社会的に成功する確率が高くなると考えられますが、のめりこむものがゲームなどの依存物だと、依存症により接近してしまいます。

ASDとインターネット依存は、「関連がある」「関連がない」という両方の報告があり、いまのところ結論づけられていません。その一方で、児童精神科外来受診者の報告では、中学生のASDを持つ人の10・8％、ADHDを持つ人の12・5％、ASDとADHDの両方を持つ人の20・0％が、IAT得点70点以上でインターネット依存が疑われたとされています。一般の中学生ではIAT得点70点の人はおおむね数％以内なので、かなり高い罹患率といえるでしょう。患者さんを診ている立場としては、この報告の通り、ASDとスマホ依存（インターネット依存やゲーム障害）は関連しているというのが実感です。第6章でも述べますが、ADHDやASDなどの発達障害は、強力なスマホ依存（インターネット依存症やゲーム障害など）のリスク因子になり得ます。

空き時間による依存症の悪化

多くの学生は、大人では享受できないような長期間の休みをとることができます。この長期休みの過ごし方には様々なものがあり、勉学やスポーツなどにいそしむ人もいれば、家族旅行や遊びに出かけるなどの楽しみ方もあろうかと思います。

長期休み期間中は多くの自由な時間ができます。学校での時間は一日数時間以上にのぼるかと思いますが、その時間は原則としてスマホなどに触れることができないので、依存症の最も有力なストッパーになっていると考えられます。しかし、長期休み中は時間が余ることが多く、余った時間はスマホなどでのオンラインゲームの時間が増えてしまうことがあります。そして依存症が急速に進行してしまうことも稀ではありません。

このことは不登校などでひきこもっている状態でも同様です。不登校の原因が依存症によるものではなくても、ひきこもって空き時間が増えると、スマホなどに費やす時間が増加しその結果、依存症の悪化というコースをたどることも多いようです。**依存症はひきこもる病気**です。ひきこもりと依存症は相互に影響しあい、悪循環となり得ます。

さて、本章ではスマホ依存症の怖さ、深刻さを述べてきました。しかし、まだスマホのことを「みんなが使っている、所詮小さな電子板の話」程度にしか考えていない方もいるかもしれません。違います。それどころか、スマホ依存症対策や回復において、今までの依存症にはありえなかった手強い壁にぶちあたっているのが実情です。次章では、さらにこの手強さについて述べていきます。

第5章　スマホ依存症対策の壁

一般的なスポーツとeスポーツの比較

「eスポーツ」(イースポーツ)という言葉を、最近よく耳にするようになりました。

eスポーツとは、コンピューターゲームの一種である、対戦型ゲームを競技として捉えた際の名称です。ゲームの対戦をスポーツの競技になぞらえ、多額の賞金が出る大会が開催され、ゲームで生計をたてる「プロゲーマー」と呼ばれる職業も出現しています。

賞金総額百億円以上の某シューティングゲームの大会がニューヨークで行われ、青少年と思われる日本人選手も活躍したことが、小学生向けの漫画雑誌にも華やかに掲載されています。そこには決勝に進出すると六百万円以上、ソロの優勝者には三億円以上の賞金が出たことが書かれています。この一攫千金の夢に胸がときめいた小学生も多かったのではないでしょうか。

2019(令和元)年に茨城県で行われた国民体育大会の文化プログラムで、全国都道府県対抗eスポーツ選手権が開催されました。そして一部の学校では、こうしたゲームを部活に取り入れているようです。自治体や学校（特に公立）での活動にeスポーツを取り入れるということは、「ゲームは教育的に良い」とお墨付きを与えたと捉える人もいるのではないでしょうか。なお、遊びを部活に取り入れるという点については問題ではない、と私は思っています。遊びと学業の間に明確な境界線はありませんし、たとえば囲碁、将棋、野球も遊びです。

そうではなく依存物であるゲームを競技としたり、学校で推奨したりすること自体が問題だと思うのですが、それ以外にも再考すべき点があります。

本章では、スマホ依存症対策の壁の一つとして立ちはだかる、eスポーツとプロゲーマーについて考えることから始めます。

eスポーツは、ゲームなのにスポーツという名称であることに違和感を覚える人も多いと思いますが、一般的なスポーツとゲームを比較できるよい機会だと私は思っています。

現在、プロ化しているスポーツはいくつかあります。

たとえばプロのサッカー選手になるには、学校の部活か、ユースチームなどに所属してそこからスカウトされるのが主な道とされています。プロ野球選手になるには、同じく学校の部活か大学野球のチーム、社会人チームに所属して、やはりそこからスカウトされるのが主のようです。

一般的に、プロ選手になるまではスポーツと学業・仕事を両立させるということが大原則なので、部活やユースチームの練習は、学校の授業時間や深夜には行われません。学業や仕事、ましてや健康の障害になることをしてはいけないからです（大会などで学校を休むことはあるかもしれませんが）。

アマチュアの場合も同様です。すでに成功を収めているような選手の場合は、学業や仕事よりもスポーツ中心の生活をしているかもしれません。ですが、普通のアマチュア選手は、将来たとえプロ選手になれなくても、それまでの学歴や職歴を活かして進学、または社会人として生活していくことができます。こうした一定のルールのもとで、スポーツは教育や仕事と共存しているのが原則です。そして一般のスポーツは、ほとんどの人にとって依存物には当たりません。スポーツ自体は「楽しい」かもしれませんが、疲れて続けられなかったり練習が苦しいことも稀ではないので、一般に「やりすぎ」てしまうという心配はほとんどないでしょう。

教育や仕事と対決するゲーム

それに対し、ゲームはいつでもプレイすることができます。極端にいえば、二十四時間三百六十五日可能です。

ゲームは、手軽に、楽しく、飽きずに続けることができる依存物であり、どこまでもいつまでもやり続けることも原則として可能です。ですからプロゲーマーになるために本気でゲームで強くなろうとしたら、学校に行かないで幼少の頃からゲームを「練習」としてし続ける選択肢もあるということです（それで本当に強くなるかどうかはわかりません）。

人は楽しいことは一人でもできますが、苦しいことはみんなと一緒でないと、気持ちが折れてしまうことがあります。そんな観点から、苦しいスポーツの練習を集団で行うのは一定の合理性があります。

しかし、ゲームは依存物の特性（手軽に、楽しく、飽きずに続けられる）を備えているので、一人で延々とゲーム（練習）を続けられます。またゲームは家にパソコン（もしくはスマホ、タブレット、ゲーム機でも可能）があれば、適当にネット上で仲間と集ってプレイできます。

また一般のスポーツと異なり、ゲームには、野球場のような特別な設備も一カ所に人を集める必要もありません。しかるべき管理者、指導者がアマチュアの練習やゲームプレイを管理するというスタイルも、現状ではあまり見られないようです。実際、久里浜医療センターの受診者の中にはアマチュアのゲームチームに属している人もいますが、学業や仕事との両立をまともに管理・支援されているという話は聞いたことがありません。

現状ではほとんどの場合、学校の授業時間や深夜にゲームをするかどうかも「自己責任」です。オンラインゲームが盛り上がる時間は深夜であることが多いのは事実でしょう。ゲームと学業・仕事を両立させるかどうかもますます「自己責任」になります。「自立した大人」が、自分で貯金したお金を切り崩して生活しながら一日中ゲームをしているのを他者が責めることはできません。しかし、自己責任が不完全なはずの未成年者に対する「自己責任」の適応は、その名のもとに学業・仕事の障害となり得ることを「放置」しているのと同じです。自己責任の不完全な未成年者が依存物に触れ、依存症になってしまうのが実は最も問題なのですが、これは追って触れることにします。ましてやオンラインゲームに依存性があることを考慮すると、学業・仕事の障害となっていることを「促進」しているともいえます。つまり現状では、eスポーツも含めたオンラインゲームは、教育や就労と対決しているといっても過言ではありません。

「プロゲーマー」という危うい言葉

ゲームは他の一般的なスポーツと異なり、しかるべき指導体制も管理体制もなく、あるのは「自己責任」だけだと述べましたが、「自己責任」という名の「放置」について、さらに考えてみましょう。

たとえば、「プロゲーマー」になれるような実力はなく、ただ学業や就労がおろそかになっている依存的なゲームプレイヤーでも、「プロゲーマーになるために日々練習している」、「プロゲーマーになる夢を追っている」、「プロゲーマーになるのに学業は必要ない」というと、周囲の人（特にゲームのことをよく知らない大人）は違和感を覚えつつもそれを否定してはいけないような気になってしまいます。これは、「ゲーム」がごく一部の人の仕事になったために、ゲームプレイが「遊び」に留まらず、あたかも「職業訓練」のようにみなされたともいえます。でも、よく考えてみてください。このことは重大です。ゲームが「遊び」でも、「依存物」をやりすぎているのでも、「依存症（ゲーム障害）」状態なのでもなく、「職業訓練」をしているということになったのです。「プロゲーマー」を目指しているということが、**周囲の批判や自己の罪責感をかわす強固で危険な盾《たて》になり、さらに依存症の悪化・長期化をまねく可能性がある**のです。

さて、一年間にプロ野球選手になれる人はセ・パ12球団を合わせても二百人ぐらいでしょう（外国人選手の入団を除く）。独立リーグを合わせるともっと数は増えますが、いずれも厳しい世界です。同様にプロゲーマーになれる人も、ゲームをする人のごく一部でしょう。非常に倍率の高い競争を潜《くぐ》り抜ける必要があり、プロ選手になるのはとても大変なことです。

しかし、ゲームにおいてプロ選手になるための壁が厚いことは、一般のスポーツなどでも同様であり、それ自体が問題とはいえません。問題なのは、プロゲーマーを目指している未成年のアマチュア選手の管理が不十分であることです。そしてゲームが持つ依存的な特性ゆえに、最低限の学業でさえもおろそかになってしまう恐れがあるのです。そうなると、プロゲーマーになれなかったときに、全く何も残らない可能性があります。

要するに、野球やサッカーなどの一般のスポーツとゲームが決定的に違う点は、ゲームは依存物であるにもかかわらず、学業や仕事の継続に関して「自己責任」の名のもとにほとんど管理・支援されていない点です。「自己責任」で通学、就労をしていないと、プロゲーマーになれなかったときに中学卒業以上の学歴や職歴は担保されません。これを「自己責任」で片付けるのは、世間を知らない未成年者にとってあまりにも過酷であると思います。

いま流行りの「ユーチューバー（YouTuber）」においても、同様です。「ユーチューバー」とは独自で制作した動画を継続的にユーチューブ上で公開する人のことで、広告収入を収入源としています。

動画作成することに依存性があるかどうかはかなり個人差があると思われ、議論の分かれるところだと思いますが、「ユーチューバー」が（ごく一部の人の）仕事になったために、動画作成が「遊び」に留まらず、「職業訓練」や「仕事」として考えられるようになりました。また他者の動画を「研究」「調査」しているという名目で、長時間インターネットを視聴していることを肯定する理由にもなり得ます。eスポーツと同じく、「ユーチューバー」というワードが、ネット依存症に対する周囲の人の批判や、自己の罪責感をかわす盾になっている可能性があるのです。

「プロゲーマー」や「ユーチューバー」といった職業を否定するつもりはありません。新規のものを取り入れることは、賞賛・批判の両面から注目を浴びますが、決して悪いことだとも思いませんし、むしろ良いことも多いでしょう。しかしゲームを依存物という視点で捉えると、ほとんど新規性はなく、同じことの繰り返しでしかありません。第3章で述べたように、現在の依存症者の「蔓延」の時代の一事象でしかないとも評価できます。

依存物の扱いは古今東西、非常に難しいものです。一般のスポーツと同様に扱う前に、ゲームには依存性があるというリスクを十分に考慮しなくてはなりません。もしも学校など公共性のある部署や機関でゲームを取り入れるのであれば、一般のスポーツ以上に徹底した指導・管理が必要なのではないでしょうか。

さて、一部の学校の部活動などを除いて、現状では幸い学校は学習の場であるという性質上、スマホやゲーム、インターネットの侵略からほとんど唯一守られている「聖域」といえます。しかしながら、そんな聖域が、いままさに侵されようとしているのです。

「聖域」の消失

２００９年の文部科学省の通知で、スマホを含む携帯電話の持ち込みは「小中学校は原則禁止」、「高校は校内での使用を禁止」とされていました。しかし、複数の自然災害発生を踏まえてこれらの見直しが行われ、東京都でも今後、小中高いずれもスマホの持ち込みを容認する方針となりました（次ページ参照）。

大阪府でも、登校時間帯に発生した大阪府北部地震をきっかけに、登下校中の安全確保のために、小中学校への携帯電話（スマホなど）の持ち込みを一部許可（緊急時以外はかばんの中にしまい、使わないと）するガイドラインが作成されました。そのガイドラインからは、スマホの様々なリスクと生徒の安全確保の両立を図らなくてはならないという苦悩が垣間見え、私にはこの是非を問うことはできません。

災害時の情報収集や家族との連絡にスマホが便利であることは、誰しもが認めるところです。しかしながら、学校という、依存物であるスマホを持ち込まなくてもよいほと

スマホの持ち込み
都内小中高容認へ
都教委が方針転換

東京都教育委員会は20日、都内の公立小中高校への携帯電話やスマートフォンの持ち込みを認める考えを示した。災害時に連絡をとる手段として重要性が見直されているほか、高校生の大半がスマホを利用している実態なども考慮し、「原則禁止」から方針転換した。

スマホを含む携帯電話の持ち込みについては、文部科学省が２００９年に「小中学校は原則禁止」とする通知を出し、高校は「校内での使用を禁止」としていたが、災害の発生を踏まえて大阪府など各地で見直しの動きが広がっていた。

都は、高校への持ち込みも原則禁止としていたが、今後は小中高いずれも容認する。20日に区市町村にこうした方針を通知し、実際に認めるかどうかの判断は各教委に委ねる。都立学校については、細かい使用のルールを各学校で定めるという。

文科省も先月、方針を見直すかどうか検討する有識者会議を立ち上げ、議論を進めている。

（丸山ひかり）

都内の公立小中高へのスマホ持ち込みを東京都教育委員会が容認。
（朝日新聞2019年６月20日　夕刊）

んど唯一の聖域が消えてしまう事態は、ゲームやインターネットコンテンツの依存症になりやすい児童、青少年世代にとって大きな脅威となるのは否めません。この聖域は、子どもたちをスマホ依存症から守っているのです。しかし、教育現場にスマホの持ち込み（生徒自身の手元でスマホを管理すること）が容認されることによって、授業中などにもスマホを触る生徒が増えるのは想像できますし、同時にそれによるトラブルの類は想定外のレベルに及ぶ恐れがあります。

余談になりますが、私はとある大学で精神医学一般を教える非常勤講師をしていました。当時から授業中にスマートフォンを触っている学生は少なからずいて、極力私は授業の内容についてわからないことを調べているのだと信じるようにしていました。ですが、前のほうに座っている学生はそういう行為をしない傾向にあったため、授業と関係のないコンテンツを使っている可能性も否定できないでしょう（真剣に講義を聴いてくれている学生が大半ですが）。大学生より年齢が低く、自制心のより弱い小中高校生にとって、手元にあるスマホを触るのを我慢することは至難の業でしょう。

現状では高校生のほとんどがスマホを所持している状態ですが、所持していない小中学生も一定数存在します。依存症のリスクを含め、子どもがスマホを所持するのは時期尚早なのではないかと考え、持たせていない家庭も多いのではないでしょうか。

しかし今後、小中学校で本格的にスマホの校内持ち込みが認められると、様相は変わるかもしれません。

たとえば、休み時間などに（先生の目を盗んで）クラスメートがスマートフォンでゲームやSNS、動画視聴を楽しんでいるのを目の前で見せつけられると、ほとんどの小中学生は自分も欲しくなるのではないでしょうか。スマホを持たずに我慢している（させられている）子どもにとって、こうした情景は強烈なハラスメントになり得ます。またゲームなどを友人同士で悪気なく誘う生徒も、増えることでしょう。

スマホが欲しい小中学生は、親にスマホを買うようにプレッシャーをかけるようになるかもしれません。親が買い与えなければ、家庭内のトラブルに発展するかもしれません。家事・育児、仕事などに疲れている親であれば、子どもからのプレッシャーに負けて、依存症などのリスクが高いと知りつつも、つい買い与えてしまうかもしれません。一見子どもが自らスマホを欲しがった、そして親が判断してスマホを買い与えたかのように見えますが、実際は違います。子どもにとって適切ではない、依存物であるスマホを買い与えるように周囲に誘導されているのです。その結果として、依存症や不適切な利用の責任は、子ども自身や親に降りかかることになります。

遊具でもある学習用具?

繰り返しますが、スマホなどのインターネット機器には依存性があります。自立心や自制心が整う前の年齢で与えられると、依存症がさらに重症化してしまう恐れがあるのです。

すでに現時点において、学習のためにスマホやタブレットなどのインターネット機器を使用している塾や学校はかなりあります。黒板や紙では表現できないようなものをわかりやすく説明したり、教師の労力を経済的な面で削減したり、有名講師の授業が簡単に視聴できる、個人の進度に合わせた学習ができるなどといった様々な利点が、それらにはあるからでしょう。

しかし、これはゲーム（インターネット）好きな生徒にとっては、ある意味〝地獄の学習時間〟です。

なぜなら、**スマホ（タブレット）は遊具と学習用具が一緒になっているから集中できないのです。**学習アプリしか利用できないようになっているタブレットもあるようですが、久里浜医療センターに来る患者さんの中には、何とかして他の目的でも使えるようにしてしまう人たちがいます（すべてのタブレットでそれが可能だとは思えませんが、そういう方法がインターネットなどで公開されているようです）。ゲームをとことんやりたい人にとって、こうしたアプローチはさして苦労しないようです。

そうなると、目の前にあるものは学習のための道具でありながら、学習を邪魔するための遊具です。

勉強している時間は、ゲームや動画視聴、SNSなどの娯楽利用を我慢している場合が多く、目の前に娯楽利用できる道具（スマホやタブレットなど）があると、より強くゲームや動画視聴、SNSなどをしたいと思うようになります。勉強道具しか周囲にないのであれば、「自分の目の前にない娯楽を我慢する」だけで済みますが、目の前のタブレットが勉強以外の娯楽目的でも使えるのであれば、娯楽利用を強く我慢しながら勉強することになります。つまり、「勉強による苦痛（？）」に「目の前にある娯楽を我慢する強い不快感」が加わるので、使用者は地獄をみることになるのです。結局耐えきれずに、ゲームや動画、SNSに走ることになります。

依存症は「自己責任」か

ただし、ここで考えてみたいのです。

自己コントロールがうまくできずにゲームやSNSを使い続けてスマホ依存症になってしまう――これらの問題を、「自己責任」ですべて片づけてしまってもいいものでしようか。

アルコール、タバコ、ギャンブルやスマホ、ゲーム、インターネットなど、依存症からの回復や治療は原則として、「自己責任」です。依存症から回復するかどうか、どのように回復するのか、治療を受けるかどうか、どのような治療を受けるのか、すべて患者さんに「自己決定」してもらい、その帰結についても「自己責任」であるということです。この原則は未成年者も同じです。それまでのいくつもの分岐点で存在しただろう他者の責任については、見えにくくなっています。

そこでここでは、依存症の責任論について考察します。

ある問題の責任が「誰にあるのか」を追及するのは、不毛な水掛け論になってしまうことが多く、回復や治癒という前向きな方向に向かなくなってしまうことも多いようです。しかし、未成年者の依存症を考えるときに避けて通れない議論であることや、「依存症者」は社会であまりに不当に扱われることが多いようなので、あえて取り上げてみます。

さて、重篤な依存症からの最善の回復は、しばらく「負の強化」に耐えながらも依存物を完全に断つというのは先述の通りです。たとえそれが困難だとしても、少なくとも依存症者本人の生活が回る程度に依存物の使用を十分に減らし、生活を立て直していく。これが、回復の基本形です。

有効性のある回復を目指すのであれば、依存物を止める、もしくは少なくともかなり減らす必要があるので、やはり「負の強化」に耐えなくてはなりません。「負の強化」を耐えることは、生活費を削りながら借金を返済しているのに似ています。借金は誰かが肩代わりして支払うことはできますが、「負の強化」は依存症者の脳内借金なので、依存症者本人が何とかして返済するしかないのも前述の通りです。

しかし、他の人がその状況を援助することはできます。次に挙げる理由から、社会全体で依存症者の借金返済を援助しなくてはならないと私は考えています。未成年者と大人の依存症では少し考え方が異なりますので、初めに大人の依存症について述べてみます。

大人の依存症

依存症の自己責任論は、依存症者の周りの人や依存物の製造者、社会にとって、都合のよい考え方です。

依存物の使用にはいろいろな人が関わっています。たとえば、タバコ（ニコチン）依存症者も、自ら喫煙を始めたのではなく、親や先輩、上司に（やや強引に）勧められて初めて喫煙をしたかもしれません。その人たちの勧めがなければ、タバコの味を覚えることなく、一生タバコと縁がなかった（依存症にならなかった）かもしれません。これは、オンラインゲーム、アルコール、ギャンブル、違法薬物などすべての依存物に共通することで、依存物を使っている人は周りにも依存物の使用を勧めがちです。勧めているほうは悪気なく、依存物による「快楽」を共有しようとしているだけかもしれません。が、勧められた人がその後依存症になったときの責任もとれないのに依存物を勧めるのは、無責任なことでしょう。

アルコール依存症者も、依存症になる前は、毎日晩酌をすることで「快楽」を得て、何とか日々のつらい仕事のストレスを解消して、会社や家族に多大な貢献をしていたのかもしれません。最近タバコの広告は町中から消えましたが、酒のコマーシャルや広告は相変わらず多いままです。それにつられて飲酒量が増えてしまったのかもしれません。

酒やタバコを売っている会社もあれば、それで生計を立てている人もいます。もちろん違法ではありませんから、当然です。ですが、最近まで教育現場では、（私が考えるに英語や数学より大切な）継続的な「依存症教育」は、ほとんど行われてきませんでした。国や地方自治体は酒やタバコを財源としています。国や地方自治体の管轄で公営ギャンブルが開催され、それも財源とされています。これらの社会状況を鑑みると、依存症になるのはすべて本人の「自己責任」とは言い切れない側面があるでしょう。

では、国で認められていない違法薬物の依存症の場合は、依存症者の「自己責任」だと言い切れるのでしょうか。

結論からいえば、そうとは言い切れないと思います。

先ほどのタバコ同様に、違法薬物も、誰かに（強引に）勧められて始めたという人も多いでしょう。違法薬物を流通させて、生計を立てている人もいます。違法薬物の流通を見逃している国の責任も否定できません。もちろん、違法薬物を取り締まる任務の人々は日夜十二分に努力をされていますし、それでも完全に撲滅できないのがこの種の問題です。違法薬物を流通させているような会社（組織）は、まともに法人税などを払っているとは思えませんが、それで生計を立てている従業員は、少なくとも消費税を支払っています（他の税金も払っているはずです）。違法薬物によって少しは国庫が潤っているはずなので、国に対してもある程度は責任を問うていいはずです。要するに、「依存物」の使用には国や自治体や様々な人々が関わり、それによって恩恵を受けている人々もたくさん存在するわけです。依存症者が自分の意思で、勝手に「依存物」を使いすぎているように見えるかもしれませんが、様々な人が「依存物」に引き寄せる見えないブラックホールを作り上げているのも事実です。

しかしながら、依存物を勧めた人や、依存物の使用で恩恵を受けた人は、重症の依存症者の周りから消えてしまっていることがほとんどです。これらの人々が依存症者と一緒に久里浜医療センターに受診することはありません。残されたのは依存症者の「自己責任」と、家族だけ（家族もいなくなっていることもあります）ということも稀ではありません。

だからこそあえていいたいのですが、成人の依存症は「自己責任」でもあり、「社会や国の責任」でもあるという捉え方が妥当ではないでしょうか。

とはいえ、責任のなすりつけ合いは全く不毛な議論になることが多いので、責任論を超えて、「社会全体で温かく依存症者の回復を援助していく必要がある」というのが私の考えです。

未成年者の依存症

未成年者は、成人の場合とは責任論の捉え方が異なります。

従来、依存症は主に成人が中心の病気でした。もちろん未成年者もシンナーや違法薬物、タバコ、アルコールなどの依存症の問題はあります。しかし、これほど多くの未成年者が依存症になるのは、ここしばらくなかったことではないでしょうか。

周知の通り、未成年者は原則として「自己責任」を完全にとれる存在ではありません。多くの未成年者には保護者がいて、養育、管理されています。幼児や小学校低学年ぐらいであれば、保護者の管理もそれなりに行き届かせることができますが、それ以降の年齢になると次第に困難になります。特に、思春期以降で子どもが重度のスマホ（インターネットやオンラインゲーム）依存症になった場合、保護者は手出しできなくなることもしばしば起こります。

大人の依存症者でも、依存症のことをまともに理解していない人が多いのですが、子どもたち（特に小学生以下）が依存物や依存症のことをきちんと理解しているとは到底思えません。

たとえばゲームの広告は、そのゲームが「楽しい」ことしか訴えません。依存症のリスクのことは一言も述べていません。それは「儲かる」ことだけを広告して、「リスク」についてごまかしている（もしくはまともに述べていない）金融商品の販売とやり方が似ています。

そして依存症理解のややこしさを考えると、子どもたちがネットやゲームを「楽しい」という側面だけでしか捉えないのも当然のことでしょう。子どもたちは「判断力が未熟な存在」であるのに加えて、「偏った情報」のみを与えられているわけです。子どもたちが自らの意思でネットやゲームをしているように見えるかもしれませんが、実際にそうとは言い切れません。

成人であれば、依存症が重症化して仕事ができなくなると食べていくのに困るため、依存症から回復しようと思うかどうかは別としても、依存物とのつきあいはほどほどにしておこうと思う人が大半です。なぜなら、全く生産的な活動をしないで重度の依存症から回復しようとしなければ、共に生活している配偶者（もしくは親）から見捨てられてしまう可能性があります。そして、生活に困窮《こんきゅう》します。そのため成人は、依存症になっても、「自己責任」で生活を維持しよう、依存症から回復しようという思考になることが理論上見込めます（そうならないことも多くあります）。

しかし、未成年者は異なります。

未成年者の場合には、依存症が重症化して学校に行けなくなっても、保護者はその生活を維持します。食事を用意し、洗濯をし、電気代を払う。要するに、未成年の依存症者には親に見捨てられてしまうというリスクはほとんどなく、それがかえって依存症の状態を支え、さらに重篤化させてしまう場合があるのです。未成年者が重度のネット・ゲーム依存症になって、ひきこもり生活になっても、保護者がその生活を維持することで二、三年もしくは十年という時間があっというまに過ぎ去ってしまうこともあります。こうして「自己責任」のない未成年者の依存症は、大人よりも深刻化する可能性が高いのです。

もちろん、未成年者といえども重度のスマホなどの依存症状態が続き、学業や生活などに悪影響が出れば、将来にとって良くないことは理解できると思います。しかし大人でさえ、重度の依存症によって重大な社会的問題（失職や離婚など）や、場合によっては生命の危機が眼前に差し迫っていて文字通り「後がない」状態になっても、依存症から回復しようとしないことがあるのが依存症です。

そのように考えると、重度のスマホ依存症になって社会的な活動がほとんどできないような状態になっても、当面の生活が維持できるのであれば、今すぐ辛い依存症からの回復を目指すのではなく「依存症からの回復を後回しにしよう」と思う人がいるのも当然でしょう。そして「回復の後回し」を続けてしまうのです。なお、久里浜医療センターには「今すぐ依存症からの回復」を目指す立派な青少年もたくさん受診しています。

では、親（保護者）のみに責任をおしつけてもいいものでしょうか。

子どもが不祥事や失敗をすると、「親の育て方が悪い」というのもよく聞く言葉です。確かに、ネット・ゲーム機器は保護者が用意したものを使うので、一見すると、保護者の責任、「親の育て方が悪い」ように見えます。しかしこれも、社会にとって都合のよい、偏った考えでしかないように思えます。

今の親世代は、「依存症教育」をほとんど受けていないはずです。本書で最も伝えたいことのひとつ、**「ネットやゲームは強力な依存物である」**ということを認識していない大人も多いでしょう。また多くの子どもたちはスマートフォンやゲーム機器を欲しがります。これには子どもたちが目にするテレビや雑誌の広告や、それらを使用している友人たちの強い影響があることでしょう。しばしば親は仕事や家事・育児に疲れているので、スマホやゲーム機器を欲しがる子ども（特に思春期以降）の強い要求に負けてしまい、リスクを認識していても、心が折れて買い与えてしまうかもしれません。前述の通り、一見子どもが自らスマホやゲーム機器を欲しがったように、そして親が自ら判断してスマホやゲーム機器を買い与えたように見えますが、実際はそうとは言い切れません。その子どもにとって適切ではない、もしくはリスクの高い依存物であるスマホを買い与えるように、周囲に巧みに誘導されているのです。そして、スマホ依存症になると、特に中学生以降の世代では、親がいくらうまく立ち回ろうとも、それだけでは依存症の改善や重症化を阻止できないことがあるのも現実です。しかし、依存症になったときの責任は、子どもと親のみに帰《き》せられることになります。

国や自治体は、子どもたちが深夜までスマホやゲームをするのを容認しています。事実上、それぞれの家庭の自主性に任せているのです。今のところ、未成年者に対する実効性のある（罰則のある）ゲーム使用に関する法律もありません。そんな社会状況で、スマホやオンラインゲームに依存する未成年者を「親の育て方が悪い」「親の責任だ」という論調に終始するのも、非常に偏っていると考えられます。いまいちど、未成年者は自己責任をとれる存在ではないという観点に立ち、その依存症の病根は社会にもあるのを認識することが、依存症の予防そして回復への対策となります。思春期世代をはじめとした未成年者が依存症になると、回復に向かうことは成人よりも一層困難です。成人もそうですが、これから社会を背負って立つ未成年者の依存症は何が、何でも防がなくてはならない、そして**依存症からの回復を「社会全体」で応援すべきである**と考えています。

最終章では、私が勤務している久里浜医療センターでの治療も紹介しながら、依存症の予防と回復について述べていきます。

Q&A 4
ゲーム依存と脳の関係性

Question

ゲーム依存症（ゲーム障害）になると、脳が壊れてしまうのでしょうか。

Answer

近年、脳画像技術が進歩したことにより、いろいろな研究が行われています。しかし、ゲーム依存症になる人は様々な因子を抱えています。そもそも青少年時は、脳も成長し変化する時期です。ゲーム依存症もしくはゲームのやりすぎが原因で脳（の一部）が壊されたり、萎縮したりするかどうかはわかっていません。まして不可逆的な変化が起きるかどうかもわかっていません。

依存症からは回復できます。「脳が壊れている」という情報にとらわれて回復をあきらめるほうが、むしろ問題です。前向きに「守る」姿勢を選びましょう。

第6章　スマホ依存症からの回復

「節制しながら」か「全く断つ」か

依存状態に陥ったのちに、その依存物を「節制しながら使い続ける」のか、「全く止める」かは、非常に重要な選択となります。

依存物はその特性として、手軽に飽きずに快楽を得られます。人間は便利なものを一度手にすると、それを手放したくないものです。家庭の主婦（夫）でも、家の洗濯機が壊れてしまって明日から洗濯物をすべて手もみ洗いするとなると、暗澹《あんたん》たる気持ちになるでしょう。

依存症からの回復には、「依存物の使用を断ち続けること」と「依存物を適切に使用し続けること」の二種類がありますが、どちらがより難しいのでしょうか。

一見「依存物を適切に使用し続けること」のほうが簡単そうに見えるかもしれません。しかし、実際は全く逆です。私の印象では「依存物の使用を断つこと」の難易度が「富士山」に登ることとぐらいだとすると、「依存物を適切に使用し続けること」は「エベレスト」に登るレベルです。私はどちらの山にも登ったことはありませんが、たぶん「富士山」のほうは、普通の体力を持つ人がきちんと準備をすれば、天候や季節が悪くなければ登頂できると思われます。「エベレスト」は、相当入念な準備をした卓越した体力と十分な経験のある人でも（そして天候や季節に恵まれていたとしても）、登頂に失敗することがあるでしょう。

なぜ、適度な使用がこれほど難しいのでしょうか。

本書をここまで入念に読んでくださったみなさんなら、もうおわかりですね。

「依存物の使用を断ち続ける」と「負の強化」は軽減していきますが、「依存物を適切に使用し続ける」と常に「負の強化」と闘い続けなくてはなりません。その難易度の差は歴然としています。

断ネットか、節ネットか

依存症回復の原則は、すべて同じです。

すなわち、動画やSNS、オンラインゲームなど何らかのインターネットコンテンツに依存している場合には、すべてのインターネット機器の使用を断つこと（断ネット）が治療において最善です。現代人が江戸時代の生活に戻るのは無理かもしれませんが、インターネットのほとんどなかった昭和時代の生活に戻ることくらいはできるでしょう、と思いたいのですが、実際にインターネットなしの生活は困難なようです（不可能ではありません）。

しかし、学校や友人同士の連絡にはインターネット（LINEなど）が用いられることや、学校によってはパソコンやタブレットでの課題提出が必須になっているなどの理由から、実際には（短期間はともあれ）少なくとも長期的な断ネットは難しいようです。

結果的に、節度を持ったインターネット使用（節ネット）を目標にすることが多いのが実情です。しかし、繰り返しになりますが、インターネットへの依存が重篤な場合や、依存症によって人生に重度の影響があるような場合には、一時的であってもインターネットから完全に離れる選択をお勧めします。そうすることで、回復の道を辿ることができるのです。

断ゲームか、節ゲームか

インターネットの場合と同様、オンラインゲームに依存している場合も、すべてのゲームの使用を断つこと（断ゲーム）が治療上最善です。ほとんどの人にとってゲームは快楽を得ることが目的であり、ゲームをしないからといって生活や学業・仕事などに悪影響が出ることはほとんどないはずです。

しかし、当然のごとく、簡単に止められません。なにしろゲームは強い依存性を持っていますからね。たとえば一部の人は、ゲームを通じた友人関係が失われて孤立することを恐れ、それをゲームが止められない理由とするかもしれません（アルコール依存症の人も、酒が止められない理由として同じようなことをいうことがあります）。

世の中にはゲームを楽しんでいる人はたくさんいます。ゲーム機を目の前から消すことはできるかもしれませんが、すべてのインターネット機器を使わないことは難しいものです。特にスマホは前述のように生活必需品になっていることが多く、一時的にゲームアプリを消しても、すぐにダウンロードできるようになっています。タブレットなども同様です。動画サイトや情報検索サイトを見ていても、ゲームの広告が始終入ってきます。ゲームをするように強力に誘われてしまうのです。そして何よりも、友人や同級生など身近な多くの人たちがゲームを楽しんでいるのを見るたびに、ゲームをしたくなってしまいます。

結局これらの誘いに屈してしまい、「断ゲーム」ではなく、「節ゲーム（節度を持ったゲーム使用）」を目標とする人は多いようです。

ではさっそく、治療法の紹介に移りましょう。

スマホ依存症の治療

心理・精神療法

スマホ依存症に有効性のある主な治療は、心理・精神療法です。

心理・精神療法には様々な種類がありますが、最も報告数の多いのが認知行動療法です。認知行動療法は、もともとうつ病や神経症などの治療に用いられていました。その後依存症の治療にも応用され、アルコール依存症やギャンブル依存症、薬物依存症などの治療に用いられています。

心理・精神療法とは、基本的に参加者が（一定の方向性を持って）話をしたり、話を聞いたりするだけです（他のツールを使うこともあります）。手術や薬などのように物理的・化学的に人体を操作するわけではないので、効果をすぐ実感することはできないことも多いようです。しかし長期間受けていると、少しずつ自らの考え方や行動を見直せたり、変化したりすることが望めます。

心理・精神療法には主に個人で行うものと、集団で行うものがあり、それぞれに利点があります。個人療法は、他の参加者に気兼ねなく参加できる利点があります。ただし（ほとんどの場合依存症ではない）治療者とマンツーマンなので、他の依存症者のナマの声を聞いて、自らの参考にすることができません。治療者がアドバイスすることはできますが、同じ病を持つ者の肉声が役立つ側面も多いのです。

集団療法は、他の参加者（同様の依存症者）の考え方や、回復の様子などを聞くことができます。特に参加者同士で、依存症からの回復過程の悩みや工夫などを参考にすることによって、励まされます。こうした自助グループは、回復を目指す依存症者たち（家族の参加も可能なグループもあり）が、ミーティングへの参加を通じて自己の体験を語り、他者の話に耳を傾けることによって、自己洞察を深め回復を目指すものです。アルコールなど様々な依存症のグループがあり、回復に非常に有用とされています。

人は好きなことは一人でもできますが、辛いことは一人ではできないことが多いものです。たとえば小学生に教科書を配って「一人で勉強するように」といっても、ほとんどの小学生がまともに勉強しないでしょう。小学校に毎日登校し、学友たちと一緒に授業を受け、切磋琢磨し、先生たちのわかりやすい授業や励ましなどがあって、六年分の辛い勉強を乗り越えます。依存症からの辛い回復過程を、同じような依存症者と共有することは治療上とても有用なことです。

私の知り得る限り、ネット・ゲーム依存症では、他の依存症のように多数の参加者を持つ自助グループはありません。この点は現在の課題であり、将来はスマホやオンラインゲーム依存症の自助グループが数多く結成され、他の依存症同様に依存症者の回復に寄与することが望まれます。

薬物療法

スマホ依存症自体に有効な薬物療法は、今のところほとんどありません。一方で合併精神疾患に対しては有効であり、同時にインターネット依存症にも有効である薬物療法についていくつかの報告がされています。具体的には、「インターネット依存症にうつ病（うつ状態）や注意欠如多動性障害（およびその傾向）を合併している場合」で、それらの症状に対応する薬を服用することによって、ネット依存傾向も改善されたというものです。臨床的にこれらの合併症に対して薬物治療すると、それだけでもある程度インターネットやオンラインゲームの依存的使用が改善することもあります。

加えて、心理療法（認知行動療法）も同時に行うとより効果的であったという報告があります。つまり、合併症に対する薬物治療と、ネットの依存的使用に関する心理・精神療法を同時に行うのが最も望ましいと考えられます。

最近では、アルコールやニコチン（タバコ）依存症に有効な薬がいくつか開発されています。将来はネット・ゲーム依存症に有効な薬が出てくるかもしれません。これも今後の課題です。

久里浜医療センターでの取り組み

久里浜医療センターは、海軍病院として1941年に神奈川県横須賀市に開業した病院です。

その後、国立病院を経て、現在は独立行政法人国立病院機構（簡単にいうと半官半民の組織です）に属している病院です。

1960年代よりアルコール依存症の専門医療を提供しており、その治療プログラムは全国の依存症専門病院などで参考とされています。

それまでの依存症治療の経験などを踏まえて、2011年に樋口進院長が中心となって、インターネット依存症治療部門（Treatment of Internet Addiction and Research：TIAR）を立ち上げました。TIARは医師、看護師、臨床心理士、精神保健福祉士、医療事務員などの多業種から成るチームで、オンラインゲームやインターネットコンテンツの依存的使用の診療を行っています。私も設立後まもなくからこれに携わっています。当初は通常の外来診療のみでしたが、その後は専門デイケアや家族会、個人心理療法、入院治療、治療キャンプなどの治療アイテムを徐々に増やし、現在に至っています。

その中で特徴的なものをいくつか紹介します。

専門デイケア

久里浜医療センターでは、「NIP（New Identity Program）」と称する専門デイケアを、週二回のペース（2020年現在）で実施しています。

主に午前中は卓球やバドミントンなどのスポーツプログラムを、昼食をはさんで、午後は臨床心理士が集団心理療法を行っています。ゲーム障害の人は長時間ほとんど動かずにゲームをしているために、極度の運動不足に陥っていることも稀ではないため、体を動かすことは非常に有意義です。またスポーツを通じて、**バーチャルではないリアルな世界でのコミュニケーションのトレーニング**にもなります。

依存症に対して有用な集団心理療法として、NIPでは、臨床心理士が中心となって**認知行動療法**や「SST（Social Skill Training）」というトレーニングをもとにした**集団心理療法**も行っています。自分のスマホやゲーム機はロッカーの中に入れてもらい、NIP中には電子メディアから離れた時間を過ごしてもらいます。

NIPに参加する方は中学生から大学生の世代が多いのですが、大人世代だと若い人と話がかみ合わないことも少々心配です。そのため、月一回のペースで大人世代の集団心理療法も行っています。

家族会

家族会は、インターネットやオンラインゲーム依存症を家族に持つ人たちの集まりです。スマホやゲームの依存的使用に関する知識の習得、情報交換、介入技法の獲得、参加している家族自身の癒しとなることを目的に、月一回のペース（2020年現在）で実施しています。

前半はショートレクチャー、後半はスタッフを交えた家族同士の話し合いの形式です。また三、四カ月に一回程度のペースでワークショップ型の家族会を実施しています。

幼児から青少年世代において、スマホやオンラインゲームに接する時間のほとんどが家庭内です。その依存的使用を防ぐのは、ほとんど家庭内での取り組みにかかっているといっても過言ではありません（そこも問題なのですが）。したがって家庭内での予防、そしてもしも依存的になっても何とか回復に向かわせるような対処は非常に重要です。

家族は**「スマホ依存症者と最も長い時間接することができる他者」**であり、家族からの適切な介入が重要であるのもいうまでもありません。とはいえ、家族も依存症者同様に心理的に孤立し、傷ついていることも稀ではありません。家族が治療面で良い関わりをするためには、家族自身も関わり方を学び、心理的余裕を持つことが必要なのです。家族会ではそのようなことを目標にしています。

入院治療

家族が常にインターネット機器を必要としている、もしくは本人が家ではなかなかスマートフォンやゲーム機器から離れることができないという人のための処置が入院治療です。身近にこれらの機器が存在すると、ついインターネットやオンラインゲームを使い始め、次第にその利用時間が延び、結局依存的使用から脱却できないことがあります。久里浜医療センターでは、スマホやオンラインゲーム環境から離れる、集中的に治療を受ける、生活を整えるなどの目的で入院治療を提供しています。入院は原則として開放病棟（夜中以外は施錠していない病棟）で行います。

入院期間は一応二カ月程度（個々の事情によってもっと長い方も、短い方もいます）で、専門デイケアであるＮＩＰや、作業療法・運動療法、心理療法、小講義などを受けてもらいます。

特に青少年世代の入院患者さんの場合、起きている時間のほとんどをインターネットやゲームに費やしているため、昼夜逆転状態で来院する人もめずらしくありません。さらに、負の強化によって精神状態も悪化していることも少なくありません。それでも何とか自ら決意して、入院をします。最初の数日間はそれまでの昼夜逆転や、インターネットやゲームができないことによる負の強化による精神状態の悪化、病棟に慣れないなどの理由から部屋でふさぎ込んでいることも多いのですが、次第に他の患者さんや医療スタッフともコミュニケーションをとれるようになっていきます。つまらないはずの入院生活も、さして苦痛ではなくなってくる患者さんも多いようです。

治療キャンプ

大人もそうですが、特に青少年や子どもたちにとって、病院で治療を受けるというのは気乗りのしないものです。そこで生まれたのが治療キャンプです。

昔から全国各地で喘息や糖尿病など慢性疾患を抱えた子どもたちに、疾病教育、医療者による症状観察、課外活動体験などを目的に、自然環境の豊かな施設を利用した治療キャンプが行われています。

スマホやオンラインゲーム依存症の治療の主体となるのは心理・精神療法であり、高度な医療機器をほとんど必要としません。諸外国でも青少年施設などを利用してそれらの治療が行われています。

特に韓国では全国規模で、依存症の青少年にレスキュースクールという治療キャンプを実施しています。私たちも韓国の大邱《テグ》で行われていたレスキュースクールを見学させてもらい、それらを参考に、2014年より毎年「セルフディスカバリーキャンプ」というネットゲーム依存症の治療キャンプに参画しています（主催は国立青少年教育振興機構です）。

この治療キャンプでは、豊かな自然環境を持つ青少年交流の家を利用して、8月中旬から下旬（ちょうど夏休みの終わり頃）に八泊九日の日程で行われます。参加者はオンラインゲームに依存的な男子の青少年十数人です。キャンプ中はインターネットやゲーム機器などの電子デバイスの持ち込みや使用は禁止されており、集中的に心理療法を受け、自然環境を生かしてハイキング、野外調理、アスレチック、魚釣りなどの活動をします。具体的なスケジュールは次ページ（図表6－1）をご覧ください。

このキャンプには青少年交流の家や国立青少年教育振興機構の職員、久里浜医療センターの医療職員、メンターといわれる大学生ボランティアなど多数のスタッフが携わっています。特にメンターは参加者とすべてのプログラムを共にし、良き先輩として重要な役割を担っています。

11月には二泊三日の小キャンプ（フォローアップキャンプ）が行われます（その後、一年毎にセカンドフォローアップキャンプが行われます）。参加者は当初は不機嫌であったり、眠そうにしていることも多いのですが、二、三日もすると次第に元気に活動するようになり、キャンプが終わる頃には見違えるほどの状態になります。人はそれまで心身を蝕

14:00	15:00	16:00	17:00	18:00	19:00	20:00	21:00	22:00
受付 家族会	はじまりの会オリエンテーション	アイスブレイク		夕食	入浴 認知行動療法	荷物整理・洗濯等自由時間	日誌記入・洗濯等 荷物整理・一日のまとめ等	消灯 就寝
西尾根・東尾根スコアオリエンテーリング			休憩	入浴 夕食	認知行動療法			
野炊かまど等準備 カウンセリング		野外炊事①（カレーライス）			認知行動療法	入浴 自由時間		
		自由時間	ネット依存学習「依存とは」	夕食	入浴	認知行動療法 日誌記入・洗濯等自由時間		
キャンプの日曜日—フリータイム—		休憩	夕べのつどい 夕食	入浴	認知行動療法	星座観察会	日誌記入	
自由時間	ネット依存学習「睡眠について」	そば作り（食文化体験）			入浴 認知行動療法	日誌記入・洗濯・オリジナル料理計画自由時間		
オリジナル料理をつくろう～食材買い出し～		夕食作り（オリジナル料理）			ワークショップ	認知行動療法	入浴 日誌記入	
休憩 キャンプのまとめ（全体⇒各自） 家族会 カウンセリング			夕べのつどい 野外炊事②（バーベキュー・おにぎり）			焚火の会	入浴 日誌記入	

【図表6-1】
ネット依存治療キャンププログラム（2018年8月実施）

			6:00	7:00	8:00	9:00	10:00	11:00	12:00	13:00
1日目	18日	土								
2日目	19日	日	起床・部屋の整理整頓	朝のつどい	朝食	認知行動療法（CBT）	仲間づくり活動（チャレンジ・ザ・ゲーム、サイクルタイムパズル等）		昼食	
3日目	20日	月					流しそうめん（用具作り・昼食） カウンセリング			ワークショップ（アサーティブ）
4日目	21日	火					中央アルプス千畳敷カール散策 ※ロープウェイで千畳敷駅へ			
5日目	22日	水					キャンプの日曜日 —フリータイム—		昼食	
6日目	23日	木					入笠山ハイキング			
7日目	24日	金					瞳ヶ池魚つり＆魚調理体験（塩焼き）		昼食	ネット依存学習「ネット依存との向き合い方」
8日目	25日	土					創作活動（焼き物［My食器制作］） カウンセリング		昼食	
9日目	26日	日				片づけ清掃	終わりの会		バス乗車 昼食（お弁当）	

んできた依存物から離れ、**環境を変えることによって健康な生活を取り戻すことができる**のです。

2020年現在、私の知り得る限りでは、秋田県、神奈川県、静岡県、兵庫県、大分県でも同様の治療キャンプが行われています。こうした世間の関心の広がりや、ゲームの依存的使用に関する診断基準が取り上げられたことで、この問題に取り組む医療機関も少しずつ増えてきました。今後も、従来の入院や外来診療の枠組みを超えた、様々な治療が広がっていくことが望まれます。

スマホ依存症予防と回復

依存症対策で、最も重要なものの一つが「予防」です。当然のことながら、完全に予防できれば理論上は依存症になりません。私もいくつかの中学校などで予防教育を行わせてもらっていますが、このような取り組みを行っている学校は近年増えてきているようです。

効果についても報告されており、某高校では、インターネットの使用法や依存症に関する講義、ワークショップなどを年間九回にわたって行ったところ、インターネットの依存度が減少したとのことです。その他にも電子メディアの使用を減らす・使わない日をつくる「ノーメディアデー」の設定や、生徒たちが自主的にスマホ利用のルールを決めるなどの取り組みが行われています。

私の考えでは、予防教育を一、二回するだけでは不十分だと思います。なにせ子どもたちは様々なメディアや友人たちを通して、年中スマホ（ゲーム）の楽しさについての講義を受け続けているので、予防教育側の旗色は悪いのです。小学校低学年ぐらいから縦断的に何度も予防教育を受けることが理想です。そして乳幼児からすでにスマホを触っている現状では、親への予防教育は出生前から望まれるところです。

依存物の使用について、「気をつけなくてはならない」、「リスクのあることだ」、「かっこいいことではないのだ」、そして「依存物を使わないほうがかっこいいのだ」、と伝えられるかどうかは、少し大げさかもしれませんが、人類の将来を握っていると思います。

スマホ依存症が最も問題化しやすいのが家庭内です。家庭での予防対策も、たいへん重要です。

依存症の悪循環の図をご覧ください（図表6－2）。

この悪循環を止める、もしくは回転を遅くさせることが依存症の予防につながります。

この原則に基づいた対策は次の通りです。

①　スマホ（ゲーム）を始めなければ悪循環は起こりません。それが無理だとしても、開始を遅らせれば循環の回転数は減ります。開始年齢を可能な限り遅くするのは、依存症予防の非常に重要な因子です。
②　依存物の「やりすぎ」を防ぐことは最もよく知られた予防手段です。依存物の減らし方には「直接的な手段」と「間接的な手段」があります。直接的にはたとえば、

【図表6-2】
スマホなどの依存症・ゲーム障害の悪循環

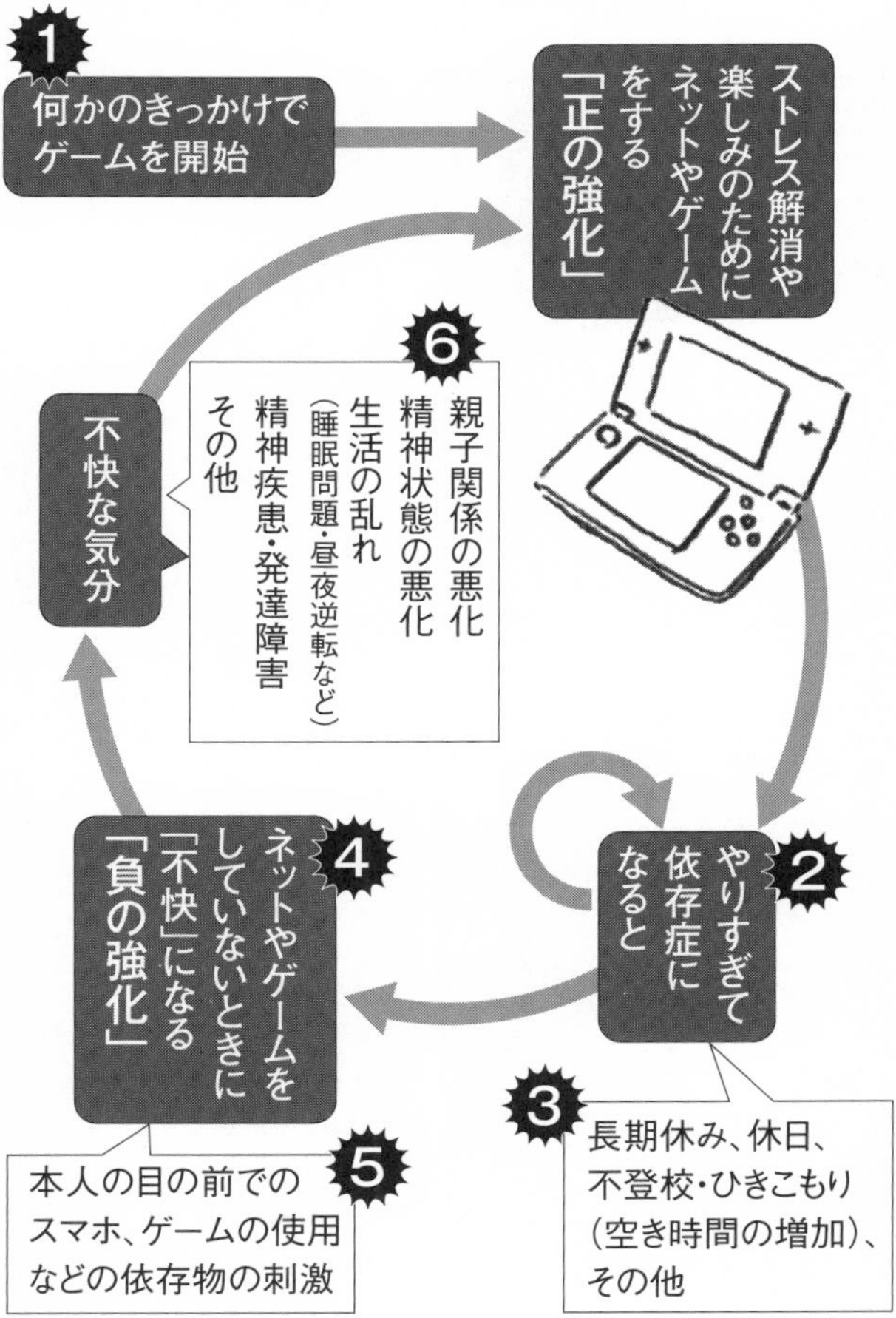
1
何かのきっかけでゲームを開始
ストレス解消や楽しみのためにネットやゲームをする「正の強化」
2
やりすぎて依存症になると
3
長期休み、休日、不登校・ひきこもり（空き時間の増加）、その他
4
ネットやゲームをしていないときに「不快」になる「負の強化」
5
本人の目の前でのスマホ、ゲームの使用などの依存物の刺激
不快な気分
6
親子関係の悪化
精神状態の悪化
生活の乱れ
（睡眠問題・昼夜逆転など）
精神疾患・発達障害
その他

スマホ使用のルールを決める、もしくはフィルタリングを付けることです。使用できる時間は可能な限り減らすことが理想ですが、子どもと話し合って決める形が望ましいでしょう。

③「やりすぎ」を防ぐ間接的な手段として、スマホに触れない時間を増やすことです。具体的には課外活動（部活動）や習い事・塾への参加、スマホ以外の遊びや学習の機会の提供などが挙げられます。

④ 依存物を使いすぎて依存症になっても、「負の強化」の発生を防ぐ特効薬は今のところ開発されていません。地道に依存物を断つ、もしくはかなり少なくすることです。今後の研究課題でしょう。

⑤ 周りでスマホなどを使っている人を見ると依存症者の「負の強化」、つまりスマホを使いたいという気持ちが高まります。スマホ依存症者のいる前ではスマホなどを使わないようにするなどの配慮はあってもよいでしょう。

⑥ 精神疾患や発達障害は、しばしば精神状態の悪化や生活の乱れなどを招き、さら

にスマホに走らせやすくします。慢性的に生活リズムが乱れてくるレベルであれば、医療機関への受診やカウンセリングを受けることをお勧めします。特に就寝時刻が遅くなると、学校への遅刻や欠席につながりやすくなります。さらに空き時間が増え、結果的にスマホ使用が増える展開になりがちです。就寝時刻は何としても守りましょう。

「スマホ依存症から回復できるのか?」の質問に対する答えは、「回復できる」です。久里浜医療センターの受診者の症例では、中高生のときは重症であっても、その後の成長に伴い(スマホ好き、ゲーム好きは治りませんが)、学校や仕事に行くようになることが多いです。特に仕事(バイト)は、毎月収入を得ることで充実感があり、さらに無断で休むと他の人に迷惑をかけ、場合によっては解雇されてしまうので、学校よりもきちんと行く傾向にあるようです。心理療法や精神療法は薬や手術よりも効果を実感しにくいのですが、長期間受けていると、少しずつ考え方が変わり、生活が変わっていくこ

依存度別の家庭での対策 B

スマホ（オンラインゲーム）を使い始めたら

①使い始める前に、子どもと話し合って、使用できるアプリ、有害サイト、スマホを介した買い物などに関するフィルタリング設定をしましょう。

②使用時間など、スマホ利用に関する家庭内のルールを取り決めましょう。

③今まで以上に生活リズムの乱れに注意をしましょう（特に就寝時刻）。

④引き続き、スマホやゲームに頼らない遊びや部活、習い事などの活動の機会を多くつくりましょう。

⑤スマホ利用時間を親子でよく把握しましょう（ダイエットも依存症予防も記録が肝心です）。

依存度別の家庭での対策 C

（重度の）依存症になってしまったら

①生活リズムが明らかに乱れるレベルであれば、カウンセリングや医療機関を利用しましょう。

②（何回断られても）外に出る機会、社会に出る機会をつくり続けましょう。

③家事に対する報酬（お金）を設定して、家事への参加を推奨しましょう。

④明るい話、前向きな話を常に心がけましょう。

⑤少しでも目標を達成できたことがあれば、評価をしましょう。

依存度別の家庭での対策 A

スマホ(オンラインゲーム)を使う前に

①子どもにスマホを(習慣的に)使わせるのはなるべく遅くしましょう。少なくとも中学卒業まではスマホを持たせなくても問題ありません。

②発達障害やその傾向がある場合は、スマホを持たせるのを可能な限り遅くしましょう。

③スマホに頼らない遊びや部活、習い事などの機会を多くつくりましょう。

④子どもの前ではなるべく、スマホの使用は控えましょう。

⑤依存症のリスクについて親子でよく勉強しましょう。スマホを持たせるのは依存症をよく理解してからです。

「依存度別の家庭での対策」を表にまとめました。補足しますと、Aの②、発達障害やその傾向がある場合には、スマホ(特にゲーム)の使用を慎重に避けるべきです。小学生であってもごく短期間で深刻な状態に陥ってしまう場合があります。そして回復も困難を極める場合があります。Cの③、ひきこもっていても家事はできるはずです。ただし若い人は報酬(評価)がないと続きません。家事別に報酬を設定して家事を励行しましょう。お金が入ると社会に出るきっかけになり得ますし、就労への自信や家族関係の改善にもつながり得ます。Cの④、依存症者は(社会参加への)自信を喪失していることが多いようです。少しでも社会参加が「やれる」「できる」という気持ちになるのに役に立ちます。Cの⑤、人は評価される(褒められる)とその行動を続けようとします。細かいことでも積極的に評価をしましょう。

とが多いようです。特に、集団療法や入院治療は効果が高いようです。

たとえば重度のスマホ依存症者の家族にとっては、いつまで依存症が続くのだろうと、出口のない暗いトンネルを歩いているような気持ちになっている人も少なくないでしょう。

スマホ依存症に関しては、大人世代では青少年世代よりも罹患率が低いことが知られています。これには、現在の大人世代は幼少時からインターネットに親しんでいないことも要因の一つと考えられますが、受診者を診ていると、成長とともに依存度は減る傾向にあります。しかし、大人になるまで社会参加が全くできていないと、大人世代になってもその状態が続く可能性が高くなるでしょう。家庭、教育、行政そして医療が協力してこの問題に取り組み、スマホ依存症からの回復、そして社会参加を促していくことが望まれます。

依存物に触れない自由・依存物から守られる権利

最後に、依存物をめぐる私たち皆の権利について考えてみたいと思います。

世の中に禁止事項が増えてしまうのは考えものです。人（大人）にはある程度、依存物を使う自由があってもいいと思います。同時に、回復しようとしている依存症者や、依存症の罹患が心配な人には、**「依存物と触れない自由」**が尊重されるべきです。そして依存症のリスクの高い青少年には、**「依存物から守られる権利」**があるはずです。

現在の日本では、大人はもちろん、児童や青少年にも、いつでもどこでもインターネットやゲームができる自由が尊重されつつあります。それは同時に、「依存物であるインターネットやゲームと触れない自由」が侵されているということです。

児童、青少年であっても、スマホやオンラインゲームと適切につきあえるスキルが必要とされる風潮にあります。しかし依存物はとても手強い相手で、大人でさえも食われてしまうのはここまで述べてきた通りです。

スマホやオンラインゲームとうまくつきあう器用な子どももいるでしょうけど、一方で多くの子どもに依存症に陥るリスクがあるのです。繰り返しますが、依存症の本質を考えると、**子どもたちがスマホやオンラインゲームなどの依存物とは適切につきあえな**

いのがあたりまえだと考えたほうがいいでしょう。ゆえに特に子どもたちには、インターネットやゲームといった依存物と触れない権利を確保するという考えがあっても良いのではないでしょうか。

依存症から回復途上の人は、その依存物の使用を我慢（負の強化）しています。この「負の強化」は意識している場合と、意識していない場合があります。しかし他の人がその依存物を使っているのを見たり、その依存物のにおいをかいだり、その依存物自体を見ると、「負の強化」が強くなることがあります。

たとえばタバコを我慢しているタバコ依存症の人のそばで、他の人がタバコを吸うと、そのタバコ依存症の人は強くタバコを吸いたいと思うようになります（実際それで禁煙が失敗に終わることも稀ではありません）。

飲酒を止めているアルコール依存症の人の隣で飲酒をすると、そのアルコール依存症の人の飲酒欲求は強くなります。たとえ長期間依存物を中断していたとしても、回復途上の依存症者の目の前で、対象となる依存物を使用することや、依存物の使用を誘うことは、強いハラスメントとなり得ます。

「私の隣に座っている人は、もしかしたら回復途上の依存症者かもしれない」

そんな心遣いを、常に私たちは持っていたいものです。

タバコは最近分煙化されています。受動喫煙も問題ですが、タバコの煙を強制的に吸わなくてもよいことは、回復途上のタバコ依存症者にとって福音です。吸いたくもないタバコの煙を、強制的に吸わされていることのほうが、異常だったともいえるかもしれません。

どこのスーパーやコンビニエンスストア、飲食店でもたいてい酒が置いてあり（幸い、某ハンバーガーショップには酒が置かれていませんが、多くの日本人にとってハンバーガーばかり食べることは難しいでしょう）、電車で隣に座る人も選べないので（酒臭いかもしれません）、酒から完全に逃れることは難しいのですが、それでも家庭内ぐらいはアルコールフリーの安全地帯にできると思われます。

しかしながら、スマホ依存症から回復したいと望んだとしても、友人のほとんどがスマホを持っていたり、電車や路上でもそれらを使っている人だらけだったり、家の中もパソコンやタブレットがあり、他の家族もスマホを手放していないとなれば、快癒の道は想像以上に険しいことは明らかです。

依存症のことをきちんと理解している人は意外と少ないにもかかわらず、現代人の生活は、スマホに限らず様々な依存物に取り囲まれています。

依存症は他人事ではありません。

自分の大切な人が依存症にならないとも限りません。

依存症をよく理解し、よく考え、みんなで力を合わせてそのリスクを避けることは、現代人にとって必須の行いであるといえるでしょう。

おわりに ～スマホ依存症の未来

スマホ依存症の未来について予測したいと思います。

歴史を振り返ると、依存物と人とのつきあいは、「依存物の発見」→「作用の発見」→「依存症者の蔓延（による問題化）」→「規制」→「しばしば蔓延」の順序です。たとえば「アルコール」や「ギャンブル」は最終段階の「しばしば蔓延」まで行きついています。現在、スマホ（ゲーム）依存症は「蔓延（による問題化）」のところに来ているので、次は「規制」の順番です。決して「蔓延を煽る」段階ではないはずです。実際、2020（令和2）年2月には、「子どものスマートフォンやゲーム機の使用は平日1日60分まで」などの制限内容を盛り込んだ条例案が、香川県議会に提出される見込みです。

これが施行されれば、全国初の条例となります。

とはいえ、「規制」のみでは解決しないのが依存症です。予防教育、そして何より、親も子も安心して遊ぶことのできる（ゲーム以外の）施設の拡充、人材の育成が望まれます。

本書の〈はじめに〉の質問を思い出してみましょう。

「〇〇君の家では、ゲームを一日三時間までやっていいんだって。それなのに、どうしてうちは、一時間までなの？」

子どもからのこのような問いかけに対し、

「ゲームをやりすぎると、ゲーム依存症という病気になってしまうかもしれない。依存症になると、ゲームをしていないとイライラしてくるので、ゲームから離れられなくなってしまう。すると、他のことが結局できなくなってしまうんだ。世界中でゲームは危ない依存物とされている。やりすぎて依存症になってしまう子どもは多いけれど、君を依存症にさせたくない。だからうちでは、ゲームは一時間までとルールを決めているんだよ。それ以外の時間は、一緒にゲーム以外の○○をしようよ」

と、別の行為をうながすことが、依存症視点からの家庭の予防になり得ます。

依存物の使いすぎは、最終的に依存症になることによってその人を不幸にします。依存物の使いすぎには基準がありません。そして負の強化による不快が増していくので、そのつきあいはどんなに気をつけていても難しいものです。

「自制して使いなさい」といって簡単にできるような、ヤワなものではありません。大人もそうですが、特に未来のある子どもや青少年をスマホ依存症（ゲーム障害）にしてしまうことは、絶対に防ぎたいものです。いうなれば社会が依存症を生んでいるのも事実なので、社会全体でその回復を応援しなくてはなりません。

日本は良くも悪くも民主主義の国です。すぐれた指導者が我々人民を導いてくれるわけではありません。依存物とどのようにつきあうのか、つきあわないのか、そしてどのように依存症からの回復を応援するのかは我々一人ひとりが考えなくてはなりません。

正しい判断をするためには、正しい知識が必要です。依存物・依存症は老若男女みんなに関わることです。決して他人事ではありません。みんなが関心を払う必要があるのです。本書が少しでも、スマホ依存症で苦しむ人を減らすことに貢献できればそれに優る喜びはありません。

朝日新聞出版のみなさま、そして、時にはやさしく、時には厳しく叱咤激励くださった担当の大場葉子さんのおかげで出版にこぎつけました。ありがとうございました。

久里浜医療センターの樋口進院長をはじめ、インターネット依存症治療部門のスタッフのみなさま、依存症予防教育を受けていただいた中学生のみなさま、学校の先生方、教育委員会のみなさま、久里浜医療センターに受診いただいた患者さま方、ご家族のみなさまには、本書の作成にあたり貴重な示唆をいただきました。ありがとうございました。

２０２０年１月14日

中山秀紀

主な参考文献

アメリカ精神医学会・編、日本精神神経学会・監修『DSM－5 精神疾患の分類と診断の手引』（髙橋三郎、大野裕・監訳）医学書院　二〇一四年
市川宏伸・編『広汎性発達障害――自閉症へのアプローチ（専門医のための精神科臨床リュミエール19）』中山書店　二〇一〇年
梅崎伸幸『月給プロゲーマー、1億円稼いでみた。』主婦と生活社　二〇一七年
大熊輝雄『現代臨床精神医学』（「現代臨床精神医学」第12版改訂委員会・編）金原出版　二〇一三年
大熊輝雄『現代臨床精神医学　改定第11版』金原出版　二〇〇八年
大塚謙一『酒の履歴』技報堂出版　二〇〇六年
岡本勝『禁酒法――「酒のない社会」の実験』講談社現代新書　一九九六年
小田陽彦「ADHD治療薬（特集 薬剤師なら見逃し厳禁！　向精神薬の副作用と薬剤性精神症状：向精神薬の注意すべき副作用）」『月刊薬事』じほう　二〇一九年
小田基『禁酒法のアメリカ――アル・カポネを英雄にしたアメリカン・ドリームとはなにか』PHP研究所　一九八四年
加藤純二『根本正伝――未成年者飲酒禁止法を作った人』銀河書房　一九九五年
川島隆太『スマホが学力を破壊する』集英社新書　二〇一八年
岸大河、日本テレビeスポーツ番組「eGG」・監修『プロのeスポーツプレーヤーになる！』（河出書房新社編集部・編）河出書房新社　二〇一九年

黒川文雄『eスポーツのすべてがわかる本――プロゲーマー、業界のしくみからお金の話まで』日本実業出版社　二〇一九年
国立青少年教育振興機構教育事業部事業課・編『青少年教育施設を活用したネット依存対策推進事業報告書』国立青少年教育振興機構教育事業部事業課　二〇一五～二〇一九年
『コーラン（上・中・下）』（井筒俊彦・訳）岩波文庫　一九五七～一九五八年
齊藤万比古、渡部京太・編『注意欠如・多動性障害―ADHD―の診断・治療ガイドライン（第3版）』じほう　二〇〇八年
スールニア、ジャン＝シャルル『アルコール中毒の歴史』（本多文彦・監訳／星野徹、江島宏隆・訳）法政大学出版局　一九九六年
洲脇寛『嗜癖精神医学の展開』新興医学出版社　二〇〇五年
「世界の歴史」編集委員会・編『新 もういちど読む 山川世界史』山川出版社　二〇一七年
世界保健機関・編『ICD-10　精神および行動の障害：臨床記述と診断ガイドライン』（融道男・他・監訳）医学書院　一九九三年
高野秀行『イスラム飲酒紀行』扶桑社　二〇一一年
竹内和雄『スマホチルドレン対応マニュアル――「依存」「炎上」これで防ぐ！』中公新書ラクレ　二〇一四年
中川大地『現代ゲーム全史――文明の遊戯史観から』早川書房　二〇一六年
中原雄二『薬物乱用の科学――乱用防止の知識』研成社　一九九九年
村井純『インターネット』岩波新書　一九九五年

和田清『依存性薬物と乱用・依存・中毒――時代の狭間を見つめて』星和書店　二〇〇〇年
和田光弘『タバコが語る世界史（世界史リブレット）』山川出版社　二〇〇四年

磯村毅「禁煙支援・禁煙外来の実際（特集 たばこと気管食道科）」『日本気管食道科学会会報』日本気管食道科学会　二〇一七年
小田嶋博「小児喘息サマーキャンプ（特集 小児慢性疾患の生活指導：最新の知見から：慢性疾患の対応と支援・連携）」『小児科臨床』日本小児医事出版社　二〇一二年
河邉憲太郎、堀内史枝、越智麻里奈・他『中学生におけるインターネット依存と睡眠習慣との関連（不眠研究会第31回研究発表会）』「不眠研究」不眠研究会　二〇一六年
川村智行「小児・思春期糖尿病とキャンプの効用（特集 小児・思春期糖尿病――生活に根ざした療養指導）」『糖尿病ケア』メディカ出版　二〇〇五年
小松竜平「〝うまホ〟キャンプとは？」『あきた小児保健』秋田県小児保健会　二〇一八年
田鳥祥宏「Nalmefeneの薬理作用」『日本アルコール・薬物医学会雑誌』日本アルコール・アディクション医学会　二〇一九年
ツェンク、M・H、田端守「アヘン――その薬物史と功罪」『Natural medicines』日本生薬学会　一九九六年
中山秀紀「認知行動療法による治療介入（特集 内科医のための心理社会的治療）」『Frontiers in alcoholism』メディカルレビュー社　二〇一五年
中山秀紀、北村大史、三原聡子・他「大邱インターネット嗜癖レスキュースクールを見学して」『臨床精

神医学』アークメディア　二〇一三年
橋本望「薬物依存症の最新治療」『医学と薬学』自然科学社　二〇一八年六月号
樋口進「アカンプロサートの国内外の治験成績と適切な使用法」『日本アルコール関連問題学会雑誌』日本アルコール関連問題学会　二〇一四年
樋口進「ネット依存の概念、診断、症状（特集 インターネット依存の現在）」『精神医学』医学書院　二〇一七年
古野悟志、伊藤満、北湯口孝・他「認知行動療法を利用したギャンブリング障害に対する介入」『日本アルコール関連問題学会雑誌』日本アルコール関連問題学会　二〇一六年
前園真毅、中山秀紀、三原聡子・他「韓国の実情と対策」〈「ネット依存」の現在（連載第7回）〉『精神科治療学』星和書店　二〇一四年
前園真毅、三原聡子、樋口進「韓国におけるインターネット嗜癖（依存）の現状」『精神医学』医学書院　二〇一二年
松本さゆり、大里貴子、五味愼太郎・他「大学生の進級失敗リスクとインターネット依存」『CAMPUS HEALTH』全国大学保健管理協会　二〇一五年
三原聡子、北湯口孝、樋口進「ネット依存の治療キャンプと地域対策（特集 インターネット依存の現在）」『精神医学』医学書院　二〇一七年
山下裕史朗、辻翔太「注意欠如・多動」『小児科臨床』日本小児医事出版社　二〇一九年
吉原重美「喘息児サマーキャンプ療法の有用性について」『日本小児難治喘息・アレルギー疾患学会誌』日本小児臨床アレルギー学会　二〇一二年

「根本正の新着情報コーナー」
http://www.nurs.or.jp/~nemoto/nemosho/sho_info.html
久里浜医療センター　https://kurihama.hosp.go.jp/
厚生労働省「覚せい剤取締法」
https://www.mhlw.go.jp/web/t_doc?dataId=81120000&dataType=0&pageNo=1
総務省情報通信政策研究所「高校生のスマートフォン・アプリ利用とネット依存傾向に関する調査報告書」
https://www.soumu.go.jp/main_content/000302914.pdf
総務省情報通信政策研究所「中学生のインターネットの利用状況と依存傾向に関する調査（調査結果全体版）」
https://www.soumu.go.jp/iicp/chousakenkyu/data/research/survey/telecom/2016/20160630_02.pdf
内閣府「平成29年度　青少年のインターネット利用環境実態調査　調査結果（速報）」
https://www8.cao.go.jp/youth/youth-harm/chousa/h29/net-jittai/pdf/sokuhou.pdf
法務省「平成30年版　犯罪白書～進む高齢化と犯罪～」（第４編・第２章　薬物犯罪）
http://hakusyo1.moj.go.jp/jp/65/nfm/mokuji.html
文部科学省「学校における携帯電話の取扱い等について（通知）」（20文科初第１１５６号　二〇〇九年）
https://www.mext.go.jp/b_menu/shingi/chousa/shotou/150/shiryo/__icsFiles/afieldfile/2019/07/04/1418412-005.pdf

中山秀紀　なかやま・ひでき
1973年、北海道生まれ。医学博士。独立行政法人国立病院機構「久里浜医療センター」精神科医長。専門領域は、臨床精神医学、アルコール依存症。2000年、岩手医科大学医学部卒業。04年、同大学院卒業。岩手医科大学神経精神科助教、盛岡市立病院精神科医長を経て、10年より久里浜医療センター勤務。同年、「第45回日本アルコール・アディクション医学会優秀演題賞」受賞。19年、「第115回日本精神神経学会学術総会優秀発表賞」受賞。11年より、インターネット依存症治療部門に携わる。

朝日新書
751

スマホ依存《いぞん》から脳《のう》を守《まも》る

2020年2月28日第1刷発行

著　者　中山秀紀

発行者　三宮博信
カバーデザイン　アンスガー・フォルマー　田嶋佳子
印刷所　凸版印刷株式会社
発行所　朝日新聞出版
〒104-8011　東京都中央区築地5-3-2
電話　03-5541-8832（編集）
　　　03-5540-7793（販売）

Published in Japan by Asahi Shimbun Publications Inc.
ISBN 978-4-02-295053-6
定価はカバーに表示してあります。

落丁・乱丁の場合は弊社業務部(電話03-5540-7800)へご連絡ください。
送料弊社負担にてお取り替えいたします。